AF458556

# CLINIQUE MÉDICALE

DE LA

## FACULTÉ DE STRASBOURG,

DU 1er JUILLET 1841 AU 1er JUILLET 1842,

PAR

C. FORGET,

PROFESSEUR DE CLINIQUE MÉDICALE, ETC.

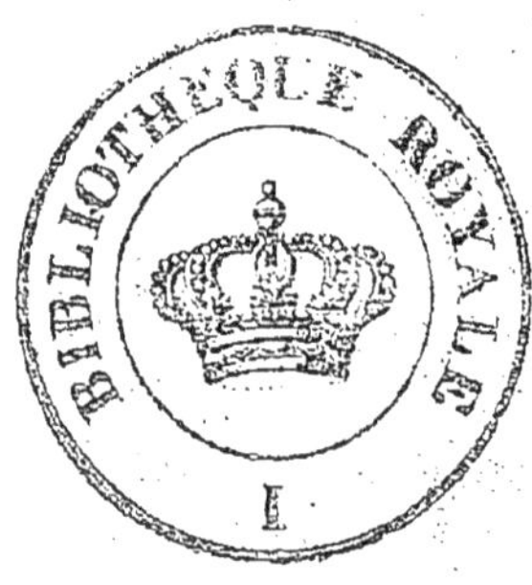


« Rationalem puto medicinam esse debere;
« instrui verò ab evidentibus causis, obscuris
« omnibus, non à cogitatione artificis, sed ab
« ipsâ arte rejectis. »

CELSE (DE RE MEDICA, p. 19, *ed. de Valart.*)

STRASBOURG,

CHEZ DERIVAUX, LIBRAIRE, RUE DES HALLEBARDES, 24.

PARIS,

CHEZ J. B. BAILLIÈRE, RUE DE L'ÉCOLE-DE-MÉDECINE, 17.

1842.

STRASBOURG, IMPRIMERIE DE G. SILBERMANN.

# RÉSUMÉ

DE LA

# CLINIQUE MÉDICALE

DE LA FACULTÉ DE STRASBOURG.

DU 1er JUILLET 1841 AU 1er JUILLET 1842.

---

Dans le rapide exposé que nous allons faire des nombreuses maladies qui ont passé sous nos yeux dans le cours d'une année, l'on n'attend pas de nous les détails circonstanciés qui doivent caractériser les faits consacrés à une monographie. Notre but est plutôt de retracer à grands traits la physionomie du service qui nous est confié et de donner une idée sommaire des principes qui nous dirigent dans le traitement, que de produire des faits nouveaux et des découvertes nouvelles. Nous tâcherons néanmoins de corriger l'aridité de la statistique pure au moyen de quelques généralisations conçues dans un but d'utilité pratique.

A l'époque d'émancipation doctrinaire où nous vivons, il est impossible d'édifier une classification médicale qui puisse échapper à la critique. Cependant nous avons besoin d'établir un ordre quelconque dans l'évolution des faits qui vont suivre; donc, tout en souscrivant aux objections qui nous attendent, nous adoptons bravement l'ordre anatomo-physiologique ou celui des appareils d'organes, comme le plus simple et le plus compréhensif que nous puissions concevoir. L'important pour nous est de trouver un cadre où puissent, le moins mal possible, entrer tous les objets.

CLASSE PREMIÈRE. — MALADIES DE L'APPAREIL DIGESTIF.

Les maladies de la *bouche* ne se sont guère offertes à l'état simple. Nous n'en parlons que pour mémoire et pour avoir occasion de dire un mot sur un genre de *stomatite* assez fréquemment observée chez nos malades, et qu'on désigne très-improprement sous le nom général de *salivation mercurielle*, dont un cas s'est offert isolé. La salivation, en effet, n'est pas, tant s'en faut, le caractère constant et dominant de la mercurisation, et l'on observe parfois isolées et le plus souvent combinées les formes suivantes: 1° inflammation simple de la muqueuse buccale, notamment des gencives et de la langue (gengivite, glossite); 2° salivation; 3° inflammation pseudo-membraneuse des diverses parties de la bouche; 4° ulcération souvent simulée par la forme précédente; 5° gangrène. On conçoit que ces formes diverses impliquent des traitements particuliers ou du moins modifiés, et nous déclarons ici n'avoir retiré aucun avantage marqué des prétendus spécifiques, tels que l'iode, le borax en gargarisme, etc. Nos médications sont basées sur les particularités qui se présentent; nous usons volontiers des antiphlogistiques, voire même des saignées locales dans les cas d'inflammation vive et douloureuse, puis nous avons recours aux astringents (alun, borax), en gargarismes, aux révulsifs intestinaux (purgatifs, lavements irritants), ou cutanés (pédiluves irritants), puis à la cautérisation par les acides minéraux et le nitrate d'argent, en cas d'inflammation pseudo-membraneuse ou ulcéreuse; enfin aux antiseptiques (décoction du quinquina, chlorures), dans les cas rares de gangrène.

Cinq cas d'*angine gutturale* (tonsillaire) se sont offerts chez trois hommes et deux femmes, de vingt à trente ans. En voici le résumé au point de vue thérapeutique.

1° Angine de trois jours : gargarismes alumineux, vomitif le sixième jour, sans résultat. Cautérisation des surfaces enflammées avec le crayon de nitrate d'argent; résolution en deux jours; durée huit jours.

2° Angine de huit jours : soixante-dix sangsues en trois fois; guérison le quatrième jour; durée douze jours.

3° Angine de huit jours : vomitif, soulagement; gargarismes astringents, scarifications des amygdales, résolution le sixième jour; durée quatorze jours.

4° Angine de quinze jours : douze sangsues, gargarismes alumineux; suppuration des amygdales; guérison le septième jour; durée vingt-deux jours.

5° Hypertrophie chronique des amygdales avec bronchite chronique et vomissements fréquents, phénomènes que nous avons pu croire entretenus, sinon produits par l'hypertrophie des tonsilles. Scarifications, cautérisation par le nitrate d'argent, astringents, vomitifs, purgatifs, voire même traitement mercuriel par légitime soupçon de syphilis; aucun résultat; envoyé à la clinique chirurgicale pour subir l'excision des amygdales.

Ces faits sont, sans doute, en trop petit nombre pour qu'il soit permis d'en déduire des principes. Néanmoins nous dirons ici en peu de mots ce que nous pensons des divers moyens principaux usités contre l'angine : les saignées locales n'ont d'efficacité qu'à condition d'être hardiment appliquées (deuxième cas ci-dessus). De tous les résolutifs usités, l'alun est le plus efficace, surtout lorsqu'on l'emploie en poudre; porté au moyen du doigt sur les surfaces malades, nous lui avons vu produire des effets merveilleux. Nous avions eu l'idée d'appliquer et nous avions appliqué avec les plus heureux résultats la cautérisation par le nitrate d'argent, avant que ce moyen eût été signalé par d'autres praticiens. Le cas nº 1 ci-dessus prouve l'excellence de ce topique qui, depuis quelques années, acquiert une importance si méritée en thérapeutique médicale et chirurgicale. Les vomitifs procurent assez fréquemment d'heureux résultats et conviennent particulièrement à deux périodes de l'angine : 1° à la période initiale, lorsque la perturbation causée par le vomitif peut déterminer la résolution du mal; 2° à la période de suppuration, pour déterminer la rupture de l'abcès et suppléer le bistouri. Les bienfaits du vomitif sont indépendants de la forme saburrale, bilieuse ou autre de l'angine; telle est notre opinion.

Sous le nom d'*affections gastro-intestinales* nous comprenons certaines affections peu graves, désignées sous les noms d'état irritatif, saburral des premières voies, embarras gastrique, intestinal, gastro-intestinal, etc., etc. Dans l'état actuel de la science, il est impossible de distinguer clairement l'irritation simple du simple embarras gastrique, ni même de l'entérite folliculeuse au début, ni même, parfois, d'une fièvre éruptive imminente. C'est l'issue qui juge la maladie, bien mieux que la présence ou l'absence des enduits; le succès du traitement lui-même prouve peu de chose. Ces obscurités avaient été senties et signalées par STOLL, le grand humoriste. «Soyez réservé, dit-il, à donner des vomitifs et des purgatifs et à les répéter, de peur «de prendre pour vrais des signes trompeurs de saburres» (MÉD. PRAT., Aphorismes).

Néanmoins nous nous sommes conformés aux préceptes classiques, en faisant vomir ou en purgeant ceux de nos malades qui présentaient les signes de la *gastricité*. Plusieurs s'en sont bien trouvés, mais le plus souvent nous avons constaté l'impuissance des évacuants à nettoyer la langue; fait si généralement méconnu et pourtant déjà si bien signalé par DEHAEN et par STOLL, qui dit fort bien: «L'emploi des vomitifs et des purgatifs augmente «souvent les ordures, le mucus, l'inappétence, etc., à cause «de la sécrétion plus abondante des humeurs salivaire, «œsophagienne, gastrique, intestinale, bilieuse, qui résulte «du stimulus appliqué aux organes de ces sécrétions.» (Aphorismes). Vous l'avez entendu: les évacuants sont un *stimulus*.

Aussi, lorsque les éléments fièvre, douleur, chaleur prédominaient, nous appliquions d'emblée les antiphlogistiques; car, d'après les principes du même maître: «Dans «tout concours de phlogose avec d'autres maux, quels «qu'ils soient, le premier soin qu'on doit avoir, c'est de «l'inflammation» (STOLL, Aphorismes). Pourquoi donc les rénovateurs de l'humorisme refusent-ils d'accepter ces préceptes? C'est qu'il est commode d'accueillir l'autorité des anciens lorsqu'elle favorise la réaction, et de répudier cette même autorité lorsqu'elle est en faveur des idées qu'on s'efforce de combattre; c'est ainsi qu'on se fait de l'histoire une arme à deux tranchants.

Quoi qu'il en soit, dix-huit cas de ces affections gastro-intestinales se sont offerts, chez trois hommes et quinze femmes. Plusieurs de ces cas pourraient être réputés fièvres typhoïdes légères, si nous mettions moins de sévérité dans la qualification des maladies.

Nous comptons seize cas d'*entérite diarrhéique*, chez huit hommes et huit femmes. De ces cas, neuf ont été suivis de guérison; avec un peu de bon vouloir nous pourrions en considérer aussi quelques-uns comme des fièvres typhoïdes. Plusieurs ont offert le caractère dyssentérique. Ceux qui ont guéri, ont été généralement traités par les antiphlogistiques, les calmants, les révulsifs, rarement les astringents.

Voici l'analyse des sept cas suivis de mort.

1° Homme de cinquante-sept ans: diarrhée chronique, cachexie, marasme; mort le treizième jour de l'entrée. *Traitement:* Émollients, opiacés, révulsifs. *Autopsie:* Végétations, ulcérations de tout le gros intestin.

2° Homme de soixante-six ans, journalier, se disant malade depuis trois jours, mort le même jour. Fongosités, ulcérations de tout le gros intestin et d'une portion de l'intestin grêle, deux perforations, péritonite récente. Cet homme était évidemment malade depuis longtemps, c'étaient la perforation et la péritonite qui dataient de trois jours.

3° Femme de vingt-six ans: diarrhée depuis trois mois, avec symptômes dyssentériques; morte le quatorzième jour. *Traitement:* Antiphlogistiques, tisanes et lavements de blancs d'œufs, opium, révulsifs. *Autopsie:* Rougeur, état fongueux de la totalité du gros intestin, épaississement de quelques plaques de Peyer.

4° Femme de vingt-cinq ans : diarrhée dyssentérique chronique, traitée en ville par les laxatifs, épuisement; morte le troisième jour de l'entrée. *Traitement:* Antiphlogistiques, ipéca à dose vomitive, opiacés, révulsifs. *Autopsie:* Gangrène, ulcérations de tout le gros intestin.

5° Femme de cinquante-six ans : dyssenterie depuis plusieurs jours; morte le cinquième jour de l'entrée. *Traitement:* Sangsues, opium, ratanhia. *Autopsie:* Entérite généralisée, rougeur, végétations, ulcérations du gros intestin.

6° Homme de trente-sept ans : dyssenterie de six semaines, épuisement; mort le dix-septième jour. *Traitement:* Opiacés, révulsifs, émulsion cirée, ratanhia, diascordium. *Autopsie:* Fongosités, ulcérations nombreuses disséminées dans le gros intestin.

7° Femme de soixante-treize ans, se disant malade depuis vingt-huit jours; morte dans le marasme le vingt-huitième jour de l'entrée, cinquante-sixième de la maladie. *Traitement:* Saignées locales, émollients, astringents, toniques, alimentation légère. *Autopsie:* Rougeur vive, fongosités, ulcérations des intestins gros et grêles.

Toutes ces observations révèlent de profonds ravages et constatent la nature bien et dûment inflammatoire de la dyssenterie et son siége dans le gros intestin. En face de pareils désordres, on ne conçoit pas qu'il soit possible de nier l'opportunité des antiphlogistiques au début et les dangers de certaines méthodes empyriques, telles que celle par les purgatifs. Une longue et triste expérience, acquise surtout pendant nos voyages maritimes, a fixé nos idées sur la méthode à suivre dans la généralité des cas : ainsi nous commençons par les antiphlogistiques plus ou moins actifs ; nous passons ensuite aux opiacés, et, si le mal se montre rebelle, nous en arrivons aux révulsifs et aux astringents (ratanhia, cachou, simarouba, alun, nitrate d'argent, etc.). Cette méthode était celle de SYDHENAM, à part les purgatifs, qu'il employait d'après les inductions de sa théorie des matières âcres.

Or, nous avons constaté l'insuffisance et les dangers des purgatifs, de l'ipéca, du calomel, même associé à l'opium, selon la méthode anglaise ; et en dehors des médications ci-dessus nous ne voyons qu'empyrisme et témérité. Cependant, comme il n'est pas de règle sans exception, nous ne nions pas les succès des remèdes autres que les nôtres ; nous nous empressons même de reconnaître qu'il ne convient pas toujours d'attaquer la dyssenterie par les mêmes moyens ; il est des cas où de doux évacuants peuvent être favorables, d'autres où la faiblesse du sujet et l'ancienneté de la maladie excluent les débilitants. C'est au praticien qu'il appartient de distinguer ces cas ; ce que nous voulons ici, c'est établir des principes généraux, sans préjudice des cas exceptionnels. Quant à la prétention de découvrir des spécifiques de la dyssenterie, elle a été depuis longtemps jugée par SYDHENAM et STOLL, qui en ont démontré la vanité : « Cela montre », dit ce dernier, après avoir constaté que la dyssenterie est bien une maladie des membranes de l'intestin et que le même traitement ne convient pas à tous les cas ; « cela montre combien est vaine l'espérance de « trouver un anti-dyssentérique universel » (MÉD. PRAT., t. III, p. 308). SYDHENHAM la traitait tantôt par la saignée, l'opium et les laxatifs, tantôt par le laudanum d'emblée, tantôt par le petit lait seulement.

Nous observons régulièrement la dyssenterie en automne; presque tous nos cas sont fournis par les mois d'août, septembre et octobre; hors de cette saison la dyssenterie est très-rare en Alsace. Cette observation est d'ailleurs commune à presque toute l'Europe; il n'y a guère que certaines contrées intertropicales où la dyssenterie soit endémique en toute saison.

Nous avons observé un cas d'*hématémèse* chez une fille de dix-huit ans, non encore réglée et légèrement chlorotique. Une saignée locale, les acidules, les rubéfiants remédièrent à l'hématémèse; et le fer, employé avec les ménagements commandés par la susceptibilité de l'estomac, modéra la chlorose. La malade sortit après dix-huit jours de traitement.

C'est chose grave et délicate que le diagnostic de la *gastralgie*. La réaction qui s'opère aujourd'hui contre la doctrine de l'irritation fait souvent voir des affections purement nerveuses là où l'inflammation chronique et latente a jeté des racines, et c'est une question de savoir si l'abus des nervins ne produit pas plus de maux que n'en causait naguère l'abus des antiphlogistiques. Une femme de trente-deux ans, soumise depuis trois ans à des traitements actifs et variés dirigés contre une syphilis rebelle, fut admise dans nos salles avec une dyspepsie, des douleurs gastriques, un ptyalisme habituel que l'on caractérisa gastralgie; elle offrait en outre des signes de chlorose. Eh bien! l'emploi successif ou combiné des ferrugineux, des opiacés, de la magnésie, des laxatifs, de l'alun, du sous-nitrate de bismuth, du castoréum, de la valériane, de la liqueur d'Hoffmann, du quinquina, de la belladone jusqu'à la dose de vingt centigrammes d'extrait, des bains simples, sulfureux ou de vapeur, la teinture d'iode, les frictions stibiées, etc., ne lui procurèrent qu'un soulagement problématique ; à plusieurs reprises des saignées locales furent nécessitées par des accidents irritatifs. La malade sortit non guérie au bout de quatre mois.

A Dieu ne plaise que nous voulions nier les exagérations d'une doctrine déchue ; mais nous craignons que l'élan de l'opposition n'entraîne les praticiens dans des erreurs contraires. Pour notre part, nous avons avec succès combattu par un régime et des moyens doux, des accidents produits par l'abus de remèdes actifs, administrés sous prétexte d'*affection nerveuse*.

Ce qui militerait, je crois, en faveur des aperçus précédents, c'est la fréquence des affections chroniques parmi la population soumise à nos soins. Les maladies chroniques ont commencé, pour la plupart, par être aiguës, et les maladies aiguës, mal traitées, engendrent des maladies chroniques. Certes, par exemple, le *cancer de l'estomac* est une affection spéciale, nécessitant ce qu'on appelle une diathèse ; mais il n'en est pas moins vrai que c'est fréquemment à l'occasion des stimulations répétées que la diathèse cancéreuse fait explosion.

Huit cas de cancer de l'estomac se sont offerts dans le cours de cette année, chez cinq hommes et trois femmes. Trois de ces malades sont sortis soulagés et non guéris : un homme de trente-six ans, ferblantier ; un de quarante-deux ans, tailleur; un de quarante-neuf ans, tisserand. Nous spécifions l'âge et la profession comme réputés ayant quelque importance dans l'histoire de cette maladie.

Cinq cas ont été suivis de mort; en voici l'analyse :

1º Femme de quarante-deux ans, journalière; l'autopsie ne fut pas faite.

2º Femme de cinquante-cinq ans, éprouvant depuis longtemps des douleurs sous-sternales, vomissant d'habitude après le repas, et ne rendant, disait-elle, que les aliments solides; constipation. Dans l'état avancé, œdème du membre pelvien gauche, se généralisant sous forme d'anasarque; diarrhée colliquative, stomatite pultacée; jamais de vomissement noir, point de tumeur appréciable à l'épigastre.

A *l'autopsie*, nous trouvons une *tumeur squirrheuse du cardia*, cachée dans l'excavation du diaphragme, inaccessible à la palpation. L'œsophage rétréci au niveau de cette tumeur admet à peine un tuyau de plume; l'estomac est rétracté; le gros intestin est affecté de phlegmasie.

Voici donc un cancer du cardia offrant des signes de celui du pylore : vomissements après le repas, rejet des aliments solides. L'absence de vomissements noirs s'explique par l'absence de ramollissement ulcéreux.

3º Homme de soixante-huit ans, teinturier, entré à l'hôpital dans un état avancé de cachexie; anasarque, abdomen ballonné, douloureux, diarrhée, point de vomissement; ensemble de phénomènes simulant une péritonite chronique; mort en peu de jours. A *l'autopsie* nous trouvons un cancer encéphaloïde, ramolli, exulcéré, occupant la partie moyenne de la paroi postérieure du corps de l'estomac; les orifices sont libres; l'intestin est rétréci, non enflammé. Ici le diagnostic fut dérouté par la nature des symptômes.

4° Femme de trente-six ans, servante, entrée à l'hôpital pour une tumeur volumineuse, siégant à l'hypogastre, tumeur qu'elle dit ne dater que de deux mois, et que trois professeurs de la faculté s'accordent à considérer comme un kyste de l'ovaire. Il y a œdème de la jambe droite, la tumeur inclinant un peu de ce côté. Un jour il survient des vomissements abondants d'une matière noirâtre, assez semblable à du chocolat ou à du marc de café. Un examen plus attentif fait alors découvrir quelques bosselures à l'épigastre ; le cancer de l'estomac devient manifeste. Dès ce moment, léger endolorissement de l'abdomen, quelques vomissements insignifiants, décoloration, amaigrissement rapide sans fièvre bien prononcée. Douze jours après l'apparition de ces derniers accidents, mort au milieu des efforts de vomissement.

*Autopsie :* dans l'abdomen, sérosité jaunâtre, floconneuse, fétide (indiquant par avance une perforation du tube digestif), péritonite diffuse, plus prononcée vers l'excavation pelvienne, foie volumineux, farci de marrons (tumeurs encéphaloïdes) à divers degrés de ramollissement ; ce sont ces tumeurs et non l'estomac qu'on palpait à l'épigastre. Estomac dilaté, allongé verticalement, aboutissant par sa portion pylorique à la tumeur de l'hypogastre dans laquelle il est enseveli. Cette tumeur, du volume de la tête d'un fœtus, est dure, inégale, constituée par une masse encéphaloïde développée aux dépens des épiploons, embrassant le pylore, lequel est dégénéré en tissu encéphaloïde ulcéré. Au point de jonction du pylore et de la tumeur existe une large perforation qui fait communiquer l'estomac avec la cavité du péritoine. Le reste de l'autopsie n'offre rien d'intéressant.

Or, voyez que de chances d'erreurs accumulées! une tumeur de l'abdomen est prise pour un kyste de l'ovaire? Pas du tout, c'est une tumeur cancéreuse de l'épiploon. Quelques bosselures de l'épigastre sont attribuées à une dégénérescence de l'estomac? L'estomac y est étranger, c'est le foie qui les constitue. On diagnostique un cancer du cardia? C'est le pylore qui en est le siége. Une perforation a lieu? Rien ne la fait soupçonner. Une péritonite se développe? Ses signes sont tellement obscurs qu'elle passe inaperçue. Et pourtant, dans les cas de perforation, la péritonite affecte, dit-on, un appareil formidable et une marche foudroyante. Eh bien! ce principe est faux, en tant que fait général; déjà nous l'avons démontré dans un mémoire *ad hoc*, inséré dans la GAZETTE MÉDICALE DE PARIS[1], et ce dernier fait vient à l'appui de nos doctrines. Tant il est vrai, comme l'a dit l'illustre MORGAGNI, qu'en fait d'observation on est souvent trompé par les circonstances mêmes qui paraissent devoir vous faire éviter l'erreur! (Lettre 20, nº 50).

5º Homme de cinquante-six ans, cultivateur. Depuis un an troubles digestifs, amaigrissement, douleur, balonnement du ventre. Lors de l'entrée à l'hôpital, gonflement, sensibilité, fluctuation de l'abdomen (ascite par péritonite chronique). Les veines sous-cutanées abdominales sont développées. Les douleurs, les troubles digestifs (vomissement, diarrhée) persistent. Le malade n'a de position supportable que celle sur les coudes et les genoux; émollients, bains, calmants, onctions mercurielles, laxatifs, etc. Mort un mois après l'entrée, dans un état de marasme, avec escarres

[1] MÉMOIRE SUR LES PERFORATIONS DU CANAL DIGESTIF (GAZETTE MÉDICALE, 1837.)

autour du bassin. *Autopsie :* Sérosité abdominale, péritonite granuleuse (tuberculeuse), squirrhe occupant la paroi postérieure de l'estomac, le cardia et le pylore sont intacts. Épaississement squirrheux du grand épiploon, hypertrophie de la vessie, etc.

Ici encore le cancer passe ignoré. La péritonite chronique est diagnostiquée; les accidents gastriques sont attribués à une altération chronique, mais la lésion réelle et primitive, le cancer de l'estomac, demeure inconnu jusqu'à l'autopsie.

C'est qu'en effet les signes du cancer sont moins bien dessinés dans les faits que dans les livres. Il n'est pas un principe classique relatif au diagnostic du cancer de l'estomac qui ne reçoive un démenti dans les faits précédents, ce qu'il serait facile, mais trop long de démontrer. Les hommes instruits tireront les déductions d'eux-mêmes. Est-il besoin de dire que nous avons mis en usage tous les moyens indiqués par la science? Devons-nous rappeler l'impuissance de ces prétendus fondants spécifiques, mercuriaux, ciguë, iode, etc.? Dans le cancer confirmé, ce qu'il y a de mieux à faire, c'est de calmer, de soutenir la nutrition, de combattre les accidents intercurrents pour retarder la catastrophe; mais encore une fois, si le traitement curatif est négatif, le traitement prophylactique est positif et repose sur le traitement judicieux et rationnel des accidents aigus ou primitifs; axiome bannal, mais trop oublié, dont nous aurons de fréquentes occasions de faire l'application.

En dépit des arguments plus ou moins spécieux, des critiques plus ou moins virulentes dont nos doctrines ont été l'objet et dont nous consolent l'approbation et les éloges de plusieurs critiques éclairés et désintéressés dans la question[1], nous persistons à considérer *l'entérite folliculeuse* comme l'élément essentiel au point de vue pratique, sinon toujours primitif, des fièvres dites typhoïdes. On a cru nous opposer un argument sans réplique, en disant que la constance d'un phénomène ne prouve pas son essentialité : oui, quand ce phénomène coïncide avec d'autres éléments aussi constants que lui. Mais lorsque de ces éléments un seul existe toujours, c'est fausser la raison que d'en nier l'importance. Ainsi trois éléments : fièvre, appareil typhoïde, entérite folliculeuse, constituent les fièvres graves ; de ces trois éléments un seul existe toujours ; la fièvre et l'appareil typhoïde manquant quelquefois et dans certaines périodes, donc l'entérite folliculeuse doit être considérée comme le plus fondamental. Nous aurons donc le courage de notre opinion, en plaçant les fièvres dites typhoïdes dans la classe des maladies de l'appareil digestif ; seulement nous les plaçons en queue ou hors de ligne, comme comportant des considérations toutes particulières.

Quarante-quatre cas d'entérite folliculeuse dûment caractérisés, se sont offerts dans le cours de cette année. Quant aux *saisons*, ils sont ainsi répartis :

| | | | | | |
|---|---|---|---|---|---|
| Septembre | 8 cas. | Mars. . . . | 4 cas. | Août. . . . | 2 cas. |
| Novembre | 7 | Janvier . . | 3 | Octobre . . | 1 |
| Décembre | 6 | Février . . | 3 | Avril. . . . | 1 |
| Mai. . . . | 6 | Juillet . . . | 3 | Juin. . . . | 0 |

[1] Voir pour la critique de notre TRAITÉ DE L'ENTÉRITE FOLLICULEUSE, le BULLETIN DE THÉRAPEUTIQUE et la GAZETTE MÉDICALE DE PARIS ; voir pour l'éloge les ARCHIVES MÉDICALES, la REVUE MÉDICALE, la GAZETTE DES HÔPITAUX et la GAZETTE MÉDICALE DE STRASBOURG. Il est assez singulier que ce soient les journaux où nous écrivons le plus qui nous aient le plus maltraité. Nous ne nous en plaignons pas : *qui benè amat benè castigat.*

Ce qui prouve que sous notre climat, ces affections règnent à peu près toute l'année, mais qu'elles sont plus fréquentes en automne et en hiver qu'au printemps et en été.

Quant aux *sexes*, nous trouvons vingt-cinq hommes et dix-neuf femmes.

Quant aux *âges*, ce sont toujours les extrêmes de dix-huit à quarante-cinq ans et la moyenne de vingt à vingt-cinq ans.

Quant aux *constitutions* et aux *tempéraments*, ce sont la constitution forte et le tempérament sanguin-lymphatique qui dominent. Ces principes sont actuellement acquis à la science par une statistique fondée sur des faits très-nombreux ; nous insistons sur ces points, car ils militent en faveur de nos doctrines.

Quant aux particularités de *profession*, d'*habitation*, de *régime*, nous trouvons que la plupart de nos malades avaient des métiers exempts de suspicion de miasme ; que la plupart habitaient Strasbourg depuis leur naissance ou depuis longues années ; que si quelques-uns étaient mal logés, mal nourris, d'autres étaient soumis à des conditions hygiéniques favorables. Que prouvent d'ailleurs ces particularités eu égard à la population pauvre ? n'est-ce pas là son état normal en quelque sorte ? Avant d'arguer de l'intoxication miasmatique, prouvez donc que la fièvre typhoïde n'atteint pas ceux qui n'y sont pas soumis.

Sur nos quarante-quatre cas, trente-cinq ont été suivis de *guérison*, dont vingt-deux hommes et treize femmes. Nous n'entrerons point dans les détails relatifs aux symptômes, à la marche, à la durée, et nous nous bornerons à signaler quelques particularités remarquables.

1° Dans un cas l'affection fut précédée d'un érysipèle qui était en desquammation, lorsque l'appareil typhoïde et abdominal se développa ; émollients ; guérison prompte.

2° Dans un autre cas, c'est à l'issue d'une scarlatine que l'affection typhoïde se dessina ; émollients ; guérison prompte.

3° Dans un troisième cas, ce fut à la suite d'une sciatique, traitée par l'huile de croton tiglium que l'appareil typhoïde se manifesta ; antiphlogistiques, amélioration ; la malade sort avant sa guérison complète. (Nous trouverons plus loin un cas où la maladie succéda à un ictère.)

4° Dans un cas où l'affection typhoïde avait promptement cédé aux antiphlogistiques, il y eut quelques jours après rechute manifestée par la diarrhée dont les émollients triomphèrent bientôt.

5° Dans un autre cas, l'affection débuta sous forme de fièvre intermittente. L'arsenic fut administré. Bientôt la fièvre devint continue et typhoïde. Trois grains (0,15) de calomel occasionnent des vomissements et de la diarrhée ; suspension ; émollients ; guérison.

6° Femme de quarante-trois ans, symptômes typhoïdes légers, sans diarrhée ; deux saignées, une application de sangsues. Calomel (0,50 en six doses), le septième jour, continué pendant quatre jours ; six à sept selles journalières ; salivation ; émollients ; guérison le dix-huitième jour.

7° Homme de quarante-quatre ans, entérite folliculeuse légère, sans diarrhée, calomel (*ut suprà*) le huitième jour, continué pendant cinq jours ; de quatre à cinq selles journalières, salivation ; émollients ; guérison le seizième jour.

Voici donc trois cas (n^os 5, 6, 7) où le calomel a été suivi de guérison assez prompte. Remarquez que dans le premier (n° 5) le calomel administré un seul jour, à la dose de 0,15, cause des accidents qui ne permettent pas d'en continuer l'emploi. Que dans les deux derniers cas, l'affection était légère, dans le premier septenaire et sans diarrhée; que, pourtant, le calomel à faible dose, a déterminé des superpurgations et de la salivation dès les quatrième et cinquième jours. Cependant, nous le déclarons franchement, il y a eu issue favorable et prompte.

Or, en même temps que nous expérimentions ainsi le calomel sur des cas *choisis* comme favorables à cette expérimentation, nous traitions *parallèlement* des cas analogues par les simples antiphlogistiques; à savoir :

8° Homme de dix-huit ans; fièvre typhoïde légère. Une saignée, émollients; guérison le onzième jour.

9° Homme de dix-neuf ans, entérite folliculeuse caractérisée : deux applications de sangsues au bas-ventre; émollients; guérison le dix-huitième jour.

Ajoutons que tous les autres cas de guérison ont été le produit de la médication purement antiphlogistique, et la plupart furent assez graves.

Passons aux cas suivis de *mort*. Ils sont au nombre de neuf, dont trois hommes et six femmes. La mortalité fut donc d'un sur cinq (9 sur 44). Pour les hommes elle ne fut que d'un sur huit (3 sur 25); mais pour les femmes, d'une sur trois (6 sur 19). En voici l'analyse succincte :

10° Homme de vingt-deux ans, tisserand, convalescent depuis quelques jours d'un ictère traité à la clinique par les antiphlogistiques et quelques laxatifs *de complaisance*. Peu de jours après la sortie, invasion de l'entérite folliculeuse. Il rentre à l'hôpital le onzième jour du début. On pratique une saignée. L'affection présentant la forme bilieuse, sans diarrhée, nous la jugeons favorable à l'essai des purgatifs. Une bouteille d'eau de Sedlitz (à 40,00) de deux jours l'un, quatre fois de suite. Diarrhée considérable, état typhoïde agravé, délire. La gravité de cet état nous oblige à suspendre les purgatifs. Émollients, dérivatifs, puis astringents, toniques. Néanmoins le malade succombe épuisé le quarante-et-unième jour du traitement, cinquante-deuxième de la maladie. A l'*autopsie*, ulcérations très-nombreuses des intestins grêle et gros. Il fut évident pour tous les assistants que l'état de ce malade fut aggravé par les purgatifs répétés qui le mirent hors d'état de se relever. Et l'on a eu le courage de publier récemment (*Bulletin de thérapeutique*) au mépris de l'expérience de tous les siècles et des faits journaliers, que les purgatifs n'aggravaient *jamais* l'état typhoïde !

11° Homme de vingt ans, boucher, réfugié de l'Allemagne, où il avait commis un meurtre ; huit jours de maladie avant l'entrée. Une saignée, émollients, calmants, vésicatoires, onctions mercurielles sur l'abdomen ; mort le dix-huitième jour, vingt-sixième de la maladie. Ulcérations nombreuses des intestins grêle et gros.

12° Homme de dix-neuf ans, ébéniste, comme le précédent affecté de profonds chagrins ; malade depuis un mois. Emollients, révulsifs, toniques. Mort le douzième jour, quarante-deuxième de la maladie. Entérite villeuse généralisée, quelques plaques ulcérées et réticulées.

13° Femme de vingt-quatre ans, journalière, actuellement nourrice ; malade depuis quinze jours. Émollients, révulsifs. Morte le dixième jour, vingt-cinquième de la maladie. Ulcérations de l'intestin grêle, complication de pneumonie catarrhale.

14° Femme de vingt-deux ans, modiste ; quinze jours de maladie lors de l'entrée. Une saignée, émollients, calmants. Morte le septième jour, vingt-deuxième de la maladie. Nombreuses ulcérations des intestins grêle et gros.

15° Femme de quarante-cinq ans, ménagère, malade depuis un mois, traitée en ville par la saignée et les purgatifs. Émollients, opiacés, astringents, révulsifs, entérorrhagie. Morte le cinquième jour, trente-cinquième de la maladie. A l'autopsie on découvre quelques ulcérations de l'intestin grêle, dont une est le siége d'une perforation; péritonite diffuse, assez récente. Ici encore les signes de la perforation et de la péritonite furent assez obscurs pour être méconnus. Notez que chez cette femme qui fut purgée peu de temps avant son entrée, il y eut hémorrhagie intestinale et perforation.

16° Femme de dix-neuf ans, malade depuis huit jours. Expectation simple (émollients). Morte le vingt-et-unième jour, vingt-neuvième de la maladie. Ulcérations intestinales, pneumonie catarrhale.

17° Femme, antécédents non notés. Émollients, opiacés, astringents, extrait de noix vomique contre la diarrhée, sous-nitrate de bismuth, lavements de nitrate d'argent, toniques. Morte le soixante-dixième jour. Entérite villeuse généralisée, quelques ulcérations, quelques cicatrices.

18° Femme de dix-neuf ans, couturière, vingt-et-un jours de maladie, morte le lendemain de son entrée. Plaques pustuleuses, ulcérations nombreuses de l'intestin grêle.

Ce résumé a pour but de faire saillir les circonstances qui peuvent nous justifier en expliquant la terminaison funeste et de donner une idée du traitement subi par les victimes.

Au premier point de vue, faisons remarquer d'abord que de ces neuf malades, deux seulement sont entrés le huitième jour, alors que sans être au summum la maladie est déjà confirmée (ulcération de l'intestin). Que de ces deux malades, l'un (n° 11) était frappé de mélancolie; que l'autre (n° 16) portait une complication de pneumonie; que tous les autres malades sont entrés aux onzième, quinzième, vingtième, trentième jour, alors que le mal est aussi grave que possible et lorsqu'il a été défiguré, aggravé par des traitements le plus souvent irrationnels. Peu de nos malades, en effet, entrent sans avoir été soumis aux excitants sudorifiques, aux toniques, aux purgatifs, etc. On remarquera que de nos malades, une est morte le lendemain de son entrée (n° 18); qu'une autre portait une perforation intestinale (n° 15); que deux offraient une complication de pneumonie (nos 15 et 16). Donc le chiffre brut d'un sur cinq n'est pas l'expression réelle de nos insuccès.

Quant au traitement, on remarquera que trois seulement de nos malades ont été saignés par nous, que celui soumis aux purgatifs répétés, si vantés aujourd'hui, a succombé (n° 10); qu'un autre a eu une perforation intestinale à la suite de purgatifs administrés en ville; que, maintes fois nous avons usé d'astringents, de toniques, etc.; qu'en un mot, ce n'est point à l'abus des antiphlogistiques que nos revers doivent être attribués, et que nous sommes moins exclusifs que les adversaires de nos principes ne voudraient le faire croire. N'ai-je pas proclamé que l'éclectisme était la plus haute expression du traitement de l'entérite folliculeuse? (Traité de l'entérie follic., p. 826); ce qui n'empêche pas qu'il doit exister un traitement fondamental. Pour nous c'est la méthode antiphlogistique qui n'implique pas les saignées, car l'expectation en fait partie. Du reste, aujourd'hui, une déplorable anarchie règne à l'égard du traitement des fièvres typhoïdes et les toniques et les purgatifs ont, aussi bien que les antiphlogistiques, des sectateurs puissants. Prions le ciel que la vérité se fasse jour, car c'est la vérité que nous cherchons, dût-elle nous convaincre d'erreur.

En somme, nous avons observé dans le cours de cette année quatre-vingt-quatorze maladies du canal digestif (chez quarante-quatre hommes et cinquante femmes); vingt-et-un de ces cas ont été suivis de mort, dont sept cas d'entérite chronique, cinq cas de cancer de l'estomac et neuf cas d'entérite folliculeuse.

## CLASSE II. — MALADIES DE L'APPAREIL RESPIRATOIRE.

« *Plus occidit aer quàm gladius* » a dit PRINGLE, en parlant des armées; à plus forte raison cet axiome est-il vrai parmi les populations de certaines contrées, telles que la nôtre, où l'inexorable statistique a démontré l'excessive mortalité causée par les intempéries atmosphériques, soit qu'elles engendrent subitement ces maladies aiguës qui frappent un des organes les plus essentiels de l'économie, le poumon; soit que, détériorant sourdement la constitution, elles fomentent ces désorganisations lentes qui aboutissent fatalement à la cachexie et à la mort. Toujours est-il que, dans notre Alsace, les maladies de poitrine, aiguës et chroniques, sont le plus grand fléau des populations et surtout des classes pauvres.

Sous le titre commun de *bronchites*, nous comprenons des maladies assez variées de siége et de physionomie, mais qui ont pour caractère commun d'affecter une étendue plus ou moins considérable de la muqueuse respiratoire. Sous cette dénomination nous rangeons trente-huit cas observés chez vingt-cinq hommes et treize femmes ; tous affectaient plus ou moins exclusivement ou simultanément le *larynx*, la *trachée* et les diverses divisions des *bronches;* quelques-uns revêtaient la forme *aigue;* la plupart avaient une marche *chronique;* les unes étaient franches et *simples*, beaucoup d'autres étaient suspectes de *complication tuberculeuse;* quelques-unes ont révélé le caractère de l'*emphysème pulmonaire* et de l'*asthme*. Si nous confondons tous ces cas sous une même rubrique, ce n'est pas que les ressources du diagnostic moderne soient par nous négligées, et que nous confondions les particularités dans la pratique ; c'est que nous avons à cœur de ne produire que des faits positifs, et que nous voulons faire saillir les élémens capitaux et certains, tout en signalant les éléments problématiques. Nous voyons avec peine que des hommes doués d'une instruction et d'une sagacité profondes, consument leurs veilles à composer des volumes destinés à faire apprécier l'importance de signes aussi superficiels et fugitifs que de légères nuances dans l'étendue et la rudesse des mouvements et des bruits respiratoires, comme signes de la tuberculisation naissante. Il en est de cela comme de la percussion aspirant à préciser des millimètres : que ces recherches quintescentielles soient des réalités pour leurs inventeurs et pour quelques adeptes, nous voulons le croire ; mais ce qu'il y a de certain, c'est que ces délicatesses de diagnostic ne passeront jamais dans la pratique du commun des médecins. Or, c'est pour la généralité des praticiens que nous professons et que nous écrivons. Honneur aux hommes de labeur qui poursuivent l'exactitude mathématique, mais ne vulgarisons le paradoxe que lorsqu'il comporte les caractères de vérités démontrées et profitables au plus grand nombre.

Cependant nous devons particulièrement signaler un cas de *laryngite suffocante* (œdème de la glotte?) qui s'est offert chez une femme de trente-huit ans. Les saignées locales, les révulsifs et autres moyens n'ayant pas empêché l'affection d'arriver au degré d'imminence d'asphyxie, l'ouverture des voies aériennes nous parut être la seule chance de salut, et la malade fut confiée aux soins de notre honorable collègue le professeur de clinique chirurgicale, M. Rigaud, qui pratiqua la laryngotomie. L'opération fut suivie d'un succès inespéré. La respiration se rétablit malgré l'occlusion graduelle de la plaie, et tout faisait présager le plus beau résultat, lorsqu'après quinze jours environ, la plaie du larynx étant en voie d'oblitération, un abcès se manifesta à la fesse gauche. Plusieurs ouvertures donnèrent issue au pus. Néanmoins la malade s'épuisa et succomba dans un état hectique et typhoïde, trente-quatre jours après l'opération. L'*autopsie* révéla une résorption purulente manifestée par des abcès métastatiques dans le tissu de la rate. Les voies respiratoires étaient dans l'état normal.

Chez deux individus affectés de bronchite intense avec dyspnée, il se manifesta une infiltration séreuse, plus marquée aux extrémités inférieures. Chez ces sujets, où il n'existait ni altération appréciable du cœur, ni tumeur abdominale, ni albuminurie, nous crûmes devoir attribuer l'*anasarque* à la gêne de la respiration et, consécutivement, de la circulation; cause d'hydropisie assez rare et généralement méconnue. Les saignées générales et locales, les révulsifs et les diurétiques (nitre, digitale) dissipèrent à la fois la bronchite et l'infiltration.

Chez un de nos malades, affecté de bronchite chronique, et qui nous arriva dans un état de cyanose et d'asphyxie commençante à laquelle il succomba, nous constatâmes l'*emphysème pulmonaire* indiqué par l'élévation des parois thoraciques, la sonoréité de la poitrine, les râles sibilants et la faiblesse du bruit respiratoire coïncidant avec les efforts d'inspiration. L'*autopsie* révéla, en effet, et la bronchite chronique et l'emphysème sous-pleural. Nous signalons ce cas pour appeler l'attention des praticiens sur la fréquence de cette lésion pulmonaire, comme conséquence du catarrhe prolongé qui nous paraît en être la cause la plus commune, sans que, pourtant, nous voulions nier l'origine congénitale de l'emphysème pulmonaire que M. Louis dit avoir souvent constatée. Cette complication ou cette conséquence de la bronchite, que l'auscultation sert à faire reconnaître, apporte nécessairement d'importantes modifications au traitement; car elle est incurable de sa nature, et c'est en vain qu'on tourmenterait les malades par l'emploi des prétendus incisifs, expectorants, etc., lesquels ne pourraient créer que des complications fâcheuses. Tout ce qu'on peut faire, dans ces cas, c'est de combattre la bronchite originelle et concomittante et d'opposer à la dyspnée, inhérente à l'emphysème, les sédatifs directs (opium, datura, belladone, etc.), et les révulsifs.

Ceci nous conduit à dire notre pensée sur certains remèdes usités d'une manière empyrique et banale dans le traitement du catarrhe pulmonaire. Jamais, depuis que nous observons, nous n'avons retiré d'avantages patents de l'emploi des composés antimoniaux (kermès, soufre doré d'antimoine), ammoniacaux (sel ammoniac, esprit de Minderer) et autres prétendus incisifs dans le traitement de la bronchite aiguë ou même chronique. Leur action nous paraît bornée à un effet révulsif alors qu'ils sont administrés à dose suffisante pour déterminer la stimulation des voies digestives; voilà le fait : et si l'on songe que leur introduction dans la pratique est le produit de théories surannées, date de l'époque où, méconnaissant la phlegmasie muqueuse, on attribuait le catarrhe à l'*épaississement* des humeurs que ces médicaments avaient pour but d'*atténuer*, on cessera de leur accorder une confiance usurpée au détriment des antiphlogistiques, des révulsifs et surtout des sédatifs qui forment la base rationelle et réellement utile du traitement des phlegmasies pulmonaires. Parmi les calmants il en est un qui, dans ce cas, comme presque toujours, mérite la préférence; c'est l'opium et ses composés. Je dois une mention plus spéciale à l'acétate de morphine, qui m'a procuré des avantages vraiment merveilleux. Une étude approfondie de ce remède m'a conduit à préciser le mode d'administration qui me paraît préférable : dans le catarrhe chronique, une seule cuillerée à café ou deux de sirop d'acétate de morphine, délayées dans un doigt de liquide et prises en une fois, le soir, procurent le plus souvent au malade fatigué par la toux, une nuit calme et du repos pendant vingt-quatre heures. A dose plus élevée (de 15 à 30 grammes) ce sirop calme la toux, mais cause souvent de l'insomnie, un état d'hébétude prolongé et le trouble des digestions. Nous avons aussi remarqué qu'à dose réfractée, dans une potion, le sirop de morphine ne produit pas des résultats aussi favorables. Nous sommes certains de ces effets, car nous les avons observés sur nous-mêmes ainsi que sur quantité de malades qui, comme nous, bénissent ce médicament.

Vingt-six cas de *pneumonie* sont passés sous nos yeux, affectant dix-huit hommes et huit femmes. Cette maladie, plus commune en hiver, en temps ordinaire, a offert, cette année-ci, une anomalie telle que c'est le printemps et l'été qui ont produit les cas les plus nombreux ; tel est, en effet, le relevé de nos observations : mai, 9 cas; juin, 4; décembre, 4; avril, 3; novembre, 2; janvier, 1; juillet, 1; août, 1; octobre, 1. Cela tient sans doute à la mansuétude de l'hiver passé et à la chaleur sèche de l'été actuel qui prédispose à l'affection des parenchymes et aux imprudences occasionnées par le besoin de se rafraîchir.

L'âge de nos malades a varié de quinze à soixante-neuf ans; âge moyen, quarante ans.

Quant aux professions, nous trouvons que les deux tiers de nos malades (17 sur 25) avaient des occupations actives qui les exposaient aux intempéries.

Sur ces vingt-six malades, neuf sont morts; six hommes et trois femmes; un sur trois, proportion énorme si elle ne s'expliquait par des circonstances justificatives. Et d'abord, tandis que l'âge moyen des malades guéris était de trente-six ans, l'âge moyen des morts fut de quarante-neuf ans, et l'on sait que les phlegmasies de poitrine acquièrent plus de gravité dans l'âge avancé. La durée de la maladie avant l'entrée à l'hôpital a varié de cinq à quinze jours; moyenne, sept jours et demi. De ces pneumonies mortelles, cinq étaient doubles, trois occupaient le poumon droit, une le poumon gauche. Trois de ces pneumonies étaient parvenues au troisième degré ou de suppuration, dès lors de l'entrée; une était compliquée d'apoplexie pulmonaire; une autre de pleurésie chronique; une autre de bronchite chronique avec dilatation des bronches. Des deux seuls sujets qui portaient une pneumonie d'un seul côté, au second degré et sans complication, l'un avait soixante-trois ans et l'autre soixante-sept; ce dernier a succombé le lendemain de son entrée.

Pour en finir avec ce nécrologue, nous dirons que trois de ces neuf malades n'ont pas été saignés; que deux ont reçu une saignée; deux, deux saignées, et deux, trois saignées; qu'enfin le tartre stibié, à haute dose, a été administré à quatre d'entre eux. La durée totale de la maladie a été de deux (apoplexie pulmonaire) à dix-neuf jours; moyenne, onze jours. Ajoutons que chez un de nos malades portant, il est vrai, une pneumonie suppurée, le tartre stibié a été suivi d'une mort si prompte, avec prostration profonde, que nous sommes convaincu que le remède a hâté, sinon déterminé la mort. Ce cas n'est pas le seul où ce médicament ait amené un résultat promptement fatal; mais ce sont des faits qu'on se dissimule à soi-même et qu'on cache soigneusement au public. Nous nous sommes fait un devoir de faire connaître ce résultat possible de l'émétique à haute dose, et de quelques autres remèdes, dans un article intitulé : *Des malheurs en thérapeutique* (Bulletin de Thérapeutique, 1840).

Passons aux cas suivis de guérison. Nous avons vu que l'âge moyen de cette catégorie était de trente-six ans. Sur ces dix-sept cas nous comptons douze hommes et cinq femmes. La durée de la maladie, avant l'entrée, a été de deux à dix jours; moyenne, cinq jours.

De ces pneumonies, une affectait la forme *typhoïde*, ce qui ne nous a pas empêché de pratiquer trois saignées générales et une saignée locale; guérison le seizième jour.

Trois affectaient la forme catarrhale. Nous appelons *pneumonie-catarrhale* celle qui est accompagnée de râles divers généralisés dans les parties des poumons que n'occupe point la pneumonie caractérisée, du reste, par les signes qui lui sont propres. Cette particularité s'offre, en général, chez les individus où la pneumonie a été précédée par la bronchite. La distinction de ces cas nous paraît comporter une utilité réellement pratique, en ce que nous avons remarqué que cette espèce de pneumonie est plus tenace, dure plus longtemps, et nécessite dans le traitement des modifications appropriées à ces circonstances : c'est ainsi que la saignée coup sur coup a moins de prise sur elle et peut amener un affaissement fâcheux, ce qui oblige à en venir plutôt à l'emploi du tartre stibié à haute dose, qui trouve ici, ce nous semble, une application plus appropriée.

Deux autres cas offraient les caractères de la *bronchite capillaire;* celle-ci est, en quelque sorte, l'intermédiaire entre la bronchite et la pneumonie, des caractères desquelles elle participe : elle tient à la première par les râles sibilants, muqueux et fins (râle sous-crépitant), généralisés, par l'absence de la matité complète et du souffle tubaire franc; elle tient à la pneumonie par les crachats rouillés, la réaction fébrile et la gravité. La bronchite capillaire passe facilement à l'état de pneumonie franche (matité, souffle tubaire) et de pneumonie catarrhale. Nous nous figurons qu'elle affecte les tuyaux bronchiques les plus ténus, sans arriver au parenchyme ; qu'elle est située, pour ainsi dire, plus profondément que la bronchite ordinaire et moins profondément que la pneumonie franche. Quoi qu'il en soit de ces suppositions plus ou moins rationnelles, ses indications sont les mêmes que celles de la pneumonie ordinaire.

Dans un cas de pneumonie du sommet qui s'est montrée rebelle, nous avons soupçonné la complication de *tubercules*.

Nous avons observé le *délire* coïncidant avec la pneumonie du sommet, et nous avons fait mentir l'aphorisme de Stoll : il prétend que « la phrénésie qui vient de la pneumonie est mortelle » (Aphor. 75). Elle est grave et voilà tout.

Souvent nous avons rencontré de belles pneumonies sans crachats colorés, sans point de côté, sans dyspnée, de ces pneumonies que l'on appelle *latentes*, et que l'auscultation seule peut révéler. Cela s'observe surtout lorsque la pneumenie surgit comme complication d'une autre maladie, soit aiguë, soit surtout chronique, et cela seul répond à ceux qui, par ignorance ou par entêtement, nient l'importance et les bienfaits de cette précieuse conquête du diagnostic moderne, l'auscultation.

Arrivons au traitement : chez nos dix-sept malades, quarante-quatre saignées générales ont été pratiquées. Tous ont été saignés au minimum deux fois, au maximum cinq fois; moyenne, trois et huit douzièmes. Vingt-quatre saignées locales ont été appliquées : minimum, zéro ; maximum, cinq ; moyenne, un et neuf quinzièmes. Huit de nos malades ont pris le tartre stibié à haute dose, pendant une durée de deux à huit jours ; moyenne, quatre jours. Cinq ou six ont eu des vésicatoires sur le thorax.

Sous l'influence de ce traitement, nos douze pneumonies franches (car nous devons élaguer les pneumonies catarrhales et celle soupçonnée tuberculeuse) ont eu une durée totale de : minimum, neuf jours ; maximum, vingt-quatre jours ; moyenne, treize jours. Nos trois pneumonies catarrhales ont duré trente, trente-un et trente-cinq jours.

Entrons dans quelques détails sur notre manière d'appliquer les moyens adaptés au traitement de la pneumonie. Pour nous, comme pour la généralité des praticiens, la *saignée générale* est le moyen par excellence, le moyen vraiment héroïque. Cependant nous lui faisons subir de grandes modifications, suivant les indications individuelles. Dans les pneumonies récentes, chez les sujets vigoureux, nous appliquons la saignée coup sur coup, déjà formulée par Galien ; puis et surtout par Sydenham, dans plusieurs endroits de sa Médecine Pratique, et textuellement indiquée par Stoll dans ce passage : « De copieuses saignées, faites *coup sur coup* et dans les premiers jours, pourraient peut-être quelquefois prévenir la suffocation » (Méd. Prat., t. I, p. 145, traduct. de Mahon).

Nous ne savons pourquoi notre célèbre collègue et ami le professeur Bouillaud tient tant à l'invention, car, après tout, sa *formule* n'est pas plus inflexible pour lui que pour les autres, et il a grandement raison. Donc nous pratiquons une, deux ou même trois saignées de dix à douze onces (300 à 360 grammes) par jour, et chaque jour, jusqu'à concurrence variable suivant la résistance du mal et la tolérance des forces. La faiblesse du pouls ne nous arrête pas toujours; car STOLL nous apprend que « l'indication qui se tire du pouls dans toute maladie de poitrine, est peu sûre » (*Ibid.*, t. I, p. 146). Lui-même n'y allait pas de main morte, car nous voyons que dans un cas de pleurésie il fit *huit* saignées en *six* jours, et que la guérison eut lieu le dixième jour (t. I, p. 102). Nous sommes forcés d'abréger.

La *saignée locale* nous semble très-accessoire et nous n'en usons guère que contre le point douloureux. La négligence du service dans les hôpitaux nous fait craindre d'ailleurs des accidents fâcheux. Toutefois, nous appliquons volontiers de quinze à vingt-cinq sangsues ou ventouses scarifiées, une ou deux fois, *loco dolenti*.

Le *tartre stibié à haute dose* est à nos yeux le second des moyens héroïques; mais nous le faisons presque toujours précéder de la saignée, si le cas le permet, parce qu'il nous paraît moins rationnel, d'abord, et non plus efficace que la saignée, laquelle prépare son action; et qu'enfin le tartre stibié, ainsi qu'on l'a vu, n'est pas sans danger. Mais lorsque la saignée est inapplicable ou inefficace, ce qui arrive quelquefois, le tartre stibié opère fréquemment des prodiges. Nous formulons ordinairement ainsi : *tartre stibié*, 0,50; *infusion de feuilles d'oranger*, 150,00; *sirop d'opium*, 10,00, et nous recommandons de faire peu boire le malade, dans la crainte de favoriser le vomissement. La tolérance établie, nous augmentons journellement la dose de quelques grains; il nous est arrivé d'en faire prendre jusqu'à un gros (4,00).

Trois ou quatre jours suffisent ordinairement pour décider la résolution de la pneumonie. Il n'est pas rare d'obtenir ce résultat en vingt-quatre ou quarante-huit heures.

Le tartre stibié est-il, en général, préférable à la saignée? Nous avons répondu négativement, et nous produisons des faits : la durée la plus courte de nos pneumonies a été de neuf jours : nos deux malades qui sont dans ce cas ont eu, l'un trois saignées et l'autre quatre; ni l'un ni l'autre n'a pris le tartre stibié. Chez le malade où la durée fut la plus longue (vingt-quatre jours), le tartre stibié fut administré pendant huit jours; et le reste à l'avenant. Hâtons-nous de dire que nous n'administrons le tartre stibié que lorsque la pneumonie résiste à la saignée; or, nous avons vu que neuf fois contre huit la saignée nous a suffi.

La tolérance est-elle essentielle à l'efficacité du tartre stibié? avec MM. CHOMEL, ANDRAL, PIORRY et autres, et surtout avec les faits nous répondons, non! Chez nos *douze* malades qui ont pris le tartre stibié, la tolérance d'emblée n'a eu lieu qu'*une* fois, et ce sujet, précisément, fut un des plus rebelles, et sortit incomplétement guéri. Chez deux de nos malades, nous fûmes obligés de suspendre le tartre stibié après deux ou trois jours, pour cause d'intolérance, et pourtant la guérison n'en eut pas moins lieu d'une manière assez prompte. Or, si la tolérance absolue n'a lieu que dans des cas très-exceptionnels, si la tolérance parfaite ne rend pas la guérison plus prompte, au contraire; si l'intolérance confirmée n'empêche pas la guérison, comment accepter le dogme mystique enfanté par les sectateurs de RASORI? Nous regrettons de ne pouvoir qu'effleurer ici les graves questions qui se rattachent à cet intéressant sujet.

Lorsque le temps et la possibilité des saignées n'existent plus; lorsque le tartre stibié n'est pas toléré ou reste lui-même sans effet, ce qui lui arrive aussi bien qu'à la saignée, nous donnons, pour sacrifier aux indications de la science, l'*oxyde blanc d'antimoine*, mais avec la conviction que ce remède est à peu près inerte. Quelques praticiens s'étonneront de ne pas nous voir signaler et vanter, peut-être, quantité de remèdes consacrés par la pratique vulgaire. Si nous n'avions que nos convictions à mettre en avant, nous hésiterions peut-être à dire notre pensée sur ce point; mais, heureusement, nous pouvons nous appuyer de graves autorités; c'est Stoll que nous invoquerons encore : « Je rejetais absolument, dit-il, la pra-« tique de ceux qui, dans la pneumonie, emploient, dès « le commencement, l'antimoine diaphorétique, le ker-« mès minéral et *autres remèdes excitants* de ce genre... « Tant que l'inflammation se soutient, la seule indication « consiste à relâcher, diminuer la masse du sang » (t. I, p. 66).

S'il est vrai, ce que nous ne contestons pas, que les remèdes tels que le kermès, le polygala, la scille, le lichen, etc., favorisent la résolution de la pneumonie avancée ou au déclin, il n'en est pas moins vrai que la convalescence s'établit et se confirme très-bien sans leur concours.

Dans l'ordre d'importance, après la saignée générale et le tartre stibié à haute dose, arrive le *vésicatoire* sur le thorax, dont nous usons pour peu que la maladie se prolonge. Pourtant, faut-il en convenir? nous en sommes encore à chercher des cas où ce moyen nous ait procuré des succès incontestables. Il est actif, il est rationnel sans doute, nul ne conteste l'opportunité de son emploi ; nous sommes surtout convaincu qu'il ne peut que très-rarement aggraver les symptômes. Mais il existe dans la science une foule de principes spéculatifs, de traditions acceptées sur la foi des siècles, que personne ne songe à passer au creuset de l'observation attentive. Peut-être en est-il ainsi du vésicatoire dans la pneumonie. Cependant nous en usons... parce que tout le monde en use. Nous allons y revenir au sujet de la pleurésie.

Un fait bien remarquable, c'est que tandis que parmi nos malades, la pneumonie, la bronchite, la phthisie sont si fréquentes, la *pleurésie* simple, primitive, est des plus rares. En revanche, il est vrai qu'elle est assez commune comme complication des autres maladies thoraciques ou de toute autre affection, surtout dans l'état chronique et comme accident ultime. Souvent, nous en sommes convaincu, les praticiens étrangers à l'auscultation, prennent pour des pleurésies ces pneumonies sans crachats rouillés dont tous les praticiens instruits ont constaté la fréquence. Il y a plus : l'auscultation elle-même n'exempte pas de l'erreur, et malgré notre grande habitude, nous avons parfois pris momentanément, pour pleurésie, des pneumonies dans lesquelles, outre l'absence des crachats sanguins, le souffle existait à l'état voilé, sans râle crépitant et où, ce qui souvent s'observe, la bronchophonie simulait certaines nuances de l'œgophonie. Il existe, en effet, des cas où le doute est commandé et où l'erreur, d'abord inévitable, n'est dissipée que par une investigation approfondie et répétée. Ainsi que M. Chomel, nous avons constaté qu'en général la pleurésie, si souvent com-

comitante de la pneumonie est sèche, comme on dit, c'est-à-dire exempte d'épanchement. Quatre cas de pleurésie franche sont passés sous nos yeux chez deux hommes et deux femmes; encore un de ces cas s'est-il offert à la suite et comme comme complication d'une bronchite aiguë. Deux saignées générales, trois saignées locales, plusieurs vésicatoires volants, les adoucissants et les calmants, ont amené la guérison dans l'espace d'un mois environ.

Chez deux sujets de vingt et vingt-cinq ans, les mêmes moyens, plus quelques laxatifs, les diurétiques et les onctions mercurielles, vers la fin, ont procuré la guérison en dix-huit et trente jours.

Le dernier et le plus intéressant de ces cas est relatif à une fille de dix-huit ans, chlorotique à un degré prononcé, qui entra portant une pleurésie de cinq jours; laquelle, malgré l'anémie, fut combattue par trois saignées générales et une saignée locale, puis par l'émétique à haute dose, qui n'eut pas de résultat appréciable, puis par le vésicatoire et la digitale, moyennant quoi la résolution de la pleurésie fut complète au bout d'un mois. Nous nous occupâmes ensuite de remédier à la chlorose, naturellement aggravée par les pertes sanguines : les pilules ferrugineuses de Vallet lui rendirent de la coloration et des forces, dans l'espace de vingt à vingt-cinq jours.

C'est qu'une phlegmasie ne change pas de nature pour sévir chez un sujet anémique ou débile : ces dispositions ne peuvent que nécessiter des modifications dans le traitement sans toucher au fonds; l'essentiel est d'enlever la phlegmasie, sauf, ensuite, à réparer les pertes exigées par le mal. Ces cas sont difficiles en ce qu'ils placent le praticien entre deux écueils et nécessitent de sa part une grande sagacité dans l'appréciation des éléments morbides.

On a pu remarquer que la durée de nos pleurésies fut plus longue que celle des pneumonies : c'est que dans la pleurésie il y a deux éléments : l'inflammation et l'épanchement. L'inflammation peut être promptement vaincue, mais l'épanchement persiste comme effet matériel dont la soustraction exige ordinairement un temps plus ou moins considérable.

On a vu que nos moyens de traitement consistent d'abord dans la *saignée* que nous appliquons avec moins de vigueur que dans la pneumonie, par la raison que la pleurésie est par elle-même moins dangereuse et pourtant plus tenace. Puis nous passons bientôt au *vésicatoire*. Au dire des nosographes qui, je le crains bien, n'ont été que l'écho de leurs prédécesseurs, la pleurésie serait le triomphe du vésicatoire. Eh bien ! sans nier l'utilité de ce moyen, je dois à la vérité de confesser que jamais je n'ai pu surprendre ces effets merveilleux. Néanmoins, j'en fais régulièrement usage afin de me conformer aux *lois* de la pratique. Stoll s'en louait beaucoup après les saignées (t. I, p. 92). J'emploie les vésicatoires volants (non destinés à suppurer), d'une grande étendue, pour proportionner leur action au degré supposé du mal, et je les renouvelle à époques aussi rapprochées que me le permet la dessiccation des précédents. Qu'ils agissent par révulsion ou en soustrayant une certaine quantité de sérum qui diminue d'autant le liquide intra-thoracique, cela importe peu ; j'ajouterai même que ces deux éléments pourraient bien avoir chacun une part dans le résultat thérapeutique, si résultat il y a. Ce qui me paraît positif, c'est que le vésicatoire est au moins innocent. Jamais nous n'avons observé qu'il eût aggravé le mal, exaspéré la douleur, augmenté la fièvre. C'est déjà quelque chose.

Dès que l'orgasme inflammatoire nous paraît calmé, nous usons volontiers des *diurétiques* (nitre, digitale, scille, etc.); des *laxatifs*, notamment des sels neutres qui paraissent évacuer une certaine proportion de sérosité; parfois nous usons des *onctions mercurielles*, bien que nous redoutions les refroidissements auxquels expose leur application, et que nous n'en ayons pas retiré d'avantages bien décidés. En somme, les saignées et les révulsifs nous paraissent devoir constituer la base du traitement de la pleurésie, le reste est accessoire; et sans partager absolument l'optimisme de M. Louis, qui ne considère pas la pleurésie simple comme une maladie grave, nous pensons que si la période initiale est bien traitée, l'épanchement se résorbera par les seules forces de la nature, qu'il s'agit seulement de ne pas contrarier.

Nous arrivons à la plus redoutable des affections thoraciques, à celle qui fait le plus de victimes parmi la population malheureuse de notre cité, à la *phthisie*, dont trente-huit cas se sont offerts chez vingt hommes et dix-huit femmes. Sur ces cas dix ont été suivis de soulagement; car nous n'avons pas la prétention de guérir la phthisie confirmée. Ces cas offrent peu de particularités intéressantes. Nous dirons seulement que 1° chez un de nos malades porteur d'une caverne avec sueurs colliquatives, l'agaric blanc, à la dose de 0,50 en pilules, parut suspendre la diaphorèse, et sous l'influence d'un traitement semblable à celui que nous mettions en usage chez tous les autres, la santé parut se rétablir, et le malade sortit n'offrant pour tout signe que du souffle caverneux sous la clavicule (caverne cicatrisée?) ; 2° chez un autre, la phthisie parut manifestement se produire à la suite d'une entérite folliculeuse avec complication de bronchite; 3° chez un autre enfin, nous essayâmes sans succès le traitement de M. Latour (pilules de tannin et d'hydro-chlorate de soude). Ce traitement, continué pendant douze jours, augmenta l'oppression, la chaleur, la toux, ce qui nous obligea de le suspendre.

Vingt-huit de nos phthisiques ont succombé, seize hommes et douze femmes.

Quant aux *saisons*, la mortalité de nos phthisiques est ainsi répartie :

| | | | | | |
|---|---|---|---|---|---|
| Décembre. . . | 10 | Avril. . . . . . | 2 | Novembre. . . | 1 |
| Janvier . . . . | 4 | Mai. . . . . . . | 2 | Juin. . . . . . | 0 |
| Février . . . . | 4 | Septembre. . . | 1 | Juillet. . . . . | 0 |
| Mars. . . . . . | 3 | Octobre . . . . | 1 | Août. . . . . . | 0 |

Le résumé de ces chiffres nous montre la mortalité la plus grande en hiver, puis au printemps, puis en automne; l'été en est exempt. Ce résultat n'est pas celui que donnent des chiffres nombreux, lesquels ont démontré que la plus grande mortalité règne au printemps; cependant notre statistique dément l'opinion vulgaire qui attribue l'influence la plus pernicieuse à l'automne, à la *chute des feuilles*. . . . .

Quant aux *âges*, nous trouvons pour termes généraux : minimum, seize; maximum, soixante-huit; moyenne, trente-trois ans. Ces termes ne sont pas les mêmes pour les deux sexes. Pour les hommes : minimum, vingt-deux ; maximum, soixante-huit; moyenne, trente-sept. Pour les femmes : minimum, seize; maximum, quarante-six;

moyenne, vingt-sept; ce qui semblerait indiquer que les femmes succombent, en général, dans un âge moins avancé que les hommes. Mais ce qui ressort surtout de ces chiffres, c'est que sous notre climat la phthisie fait des victimes à tout âge; ce qui dément l'aphorisme hippocratique : «Les phthisies ont lieu de dix-huit à trente-cinq ans» (sect. 8, Aphor. 7). Car sur nos vingt-huit cas onze avaient passé ce dernier âge, neuf dépassaient quarante ans.

On a prétendu que les occupations sédentaires exposaient surtout à la phthisie; or, nous trouvons que parmi nos hommes tous avaient des professions actives, à l'exception d'un cordonnier et d'un imprimeur; encore ne sont-ce pas là des professions absolument inactives; et que parmi nos femmes la moitié seulement avaient des occupations sédentaires (une modiste, trois couturières et deux religieuses).

Rien n'est plus incertain que la *durée* réelle de la phthisie; car la période initiale peut rester longtemps incertaine ou même latente. Cependant quelques recherches à cet égard ont pu nous conduire à déterminer approximativement cette durée chez certains sujets. Sur neuf cas de ce genre, nous trouvons chez quatre, durée de trois à six mois, et chez cinq, de six mois à un an; moyenne, huit mois. Cependant il doit exister et il existe en effet beaucoup de cas en deçà et au delà de ces limites, car il est des phthisies aiguës qui parcourent leurs périodes en quelques semaines, et des phthisies confirmées que les malades portent plusieurs années.

Au point de vue des *symptômes*, nous remarquons que chez un de nos malades la phthisie succéda à une entérite folliculeuse; que chez un autre la phthisie simula, par certains symptômes, ceux de l'entérite folliculeuse (fièvre, diarrhée, prostration, fuliginosités). Chez un malade, nous perçûmes un beau tintement métallique dans une vaste caverne. Quand aux *complications*, une fois la maladie fut compliquée de pleurésie et de péritonite tuberculeuse; une fois d'abcès à la marge de l'anus; une fois de phlébite non suppurée, affectant des varices aux jambes. Mainte fois nous avons rencontré l'aphonie sans altération du larynx appréciable à l'autopsie, et réciproquement, c'est-à-dire des ulcérations du larynx sans aphonie; la diarrhée, les sueurs colliquatives, s'observèrent chez la plupart de nos malades.

Passant aux *altérations anatomiques*, nous avons rencontré une fois des cavernes à la base des poumons, le sommet en étant exempt; une fois un seul poumon était affecté de tubercules à tous les degrés, l'autre poumon s'offrant à l'état sain, ce qui est très-rare. Sur neuf autopsies complètes, c'est-à-dire dans lesquelles tous les organes, notamment le tube digestif, ont été examinés avec soin, nous avons trouvé sept fois (7 sur 9) des tubercules à divers degrés, et généralement des ulcérations dans les intestins grêle et gros. Nous avons profité de ces cas pour faire ressortir les différences caractéristiques des ulcérations tuberculeuses comparées à celles de l'entérite folliculeuse. Ce fait de la fréquence des ulcérations intestinales chez les phthisiques, est d'une haute importance relativement à la thérapeutique.

Arrivons au *traitement*. Bien convaincu, non pas de l'incurabilité de la phthisie, mais de l'impuissance éprouvée de nos moyens de traitement dans cette fatale maladie lorsqu'elle est confirmée, nous n'en mettons que plus d'empressement à soumettre à l'expérimentation les moyens nouvellement proposés et reproduits sans relâche par des hommes que ne décourage pas le sort commun des innovateurs en ce genre. Nous avons antérieurement démontré l'impuissance de la digitale, de l'acétate de plomb, du lichen d'Islande, etc., etc., dont nos malades meurent saturés; nous avons détruit le prestige que des observateurs superficiels ou crédules avaient attaché aux alcalis, à l'acide hydrocyanique, au monésia. Nos publications sur quelques-uns de ces remèdes (BULLETIN DE THÉRAPEUTIQUE. 1859) ont trouvé de l'écho et leur justification parmi les praticiens et les écrivains de la capitale. Cette tâche, sans cesse renaissante, nous l'avons poursuivie à l'égard de remèdes nouveaux.

M. le docteur AMÉDÉE LATOUR, après avoir préconisé les succès du sel de cuisine pur dans le traitement de la phthisie, a combiné un traitement qui consiste dans l'association du chlorure de sodium et du tannin, aidés des toniques et d'un régime analeptique. (*Prenez :* chlorure sodique, tannin pur, de chaque 10,00; poudre de gomme et conserve de roses, quantité suffisante pour confectionner cent pilules, à prendre par deux, de deux en deux heures. Pour tisanne, infusion de quinquina légère. Viande, cresson, vin.) On a vu qu'ayant fait usage de ce traitement chez un de nos malades qui n'a pas succombé, nous fûmes obligé de le suspendre le douzième jour. Chez quatre de ceux qui ont succombé nous avons essayé le même moyen et avons été de même obligé de le suspendre pour des motifs semblables. C'est que ce traitement, qui rentre dans le régime tonique en général, s'il a les mêmes avantages, présente aussi les mêmes inconvénients, et ne peut être appliqué que dans des cas exceptionnels.

Un savant distingué, M. le docteur DUPASQUIER, de Lyon, a également institué un traitement, lequel, *à priori*, promettait quelques succès, car il est basé sur deux éléments rationnellement indiqués par nos idées sur la tuberculisation : ces deux éléments sont le fer, le meilleur des toniques fixes, et l'iode, l'antiscrophuleux par excellence. Voici la formule perfectionnée par M. BOUDET. *Prenez* : iode, 8,50 ; limaille de fer, 4,00 ; eau distillée, 40,00 ; miel blanc, 10,00 ; gomme arabique, 8,00 ; poudre de guimauve, 6,00 ; gomme adragant, 4,00, faites des pilules de 0,20 (4 grains) ; commencez par deux et augmentez graduellement. Eh bien ! les résultats ont été à peu près les mêmes que par la méthode précédente : chez deux malades où nous l'avons mise en usage, nous avons été bientôt obligé de la suspendre, en raison des nausées, des coliques, de l'oppression qui sont survenues, les malades ont succombé. A Dieu ne plaise que nous prétendions que des faits si peu nombreux puissent suffire pour juger une méthode. Nous n'avons d'autre but que de montrer que le spécifique de la phthisie est encore à trouver, et que nous faisons tout ce qui dépend de nous pour le découvrir.

Le traitement que nous appliquons à la phthisie ne diffère en rien de celui généralement usité ; nous tâchons seulement de le rendre aussi rationnel que possible. Quelques mots sur les bases de notre rationalisme : 1° Pour nous comme pour tous, la *diathèse* tuberculeuse est un fait, une condition nécessaire dans la plupart des cas, au développement de la phthisie. Cependant on voit devenir phthisiques des individus qui ne présentent aucun indice de cette diathèse ; 2° s'il est vrai que la tuberculisation peut se développer d'emblée, il n'en est pas moins vrai que dans la plupart des cas elle fait explosion à l'occasion d'une phlegmasie, d'une irritation thoraciques. HIPPOCRATE a vu la phthisie résulter de la pleurésie (sect. 5, aphor. 15) ; SYDENHAM l'a vue naître de la pleurésie et de la toux (MÉD. PRAT., p. 640) ; STOLL l'a vue également se produire consécutivement aux maladies de poitrine *mal traitées* (MÉD. PRAT., t. I, p. 110) ; HUFELAND dit positivement qu'elle naît de la toux, quelle que soit sa cause (MÉD. PRAT.), etc., etc. ; 3° si le tubercule engendre l'inflammation du parenchyme pulmonaire, celle-ci, à son tour, fomente, ramollit le tubercule, allume la fièvre, entraîne l'épuisement, etc. L'inflammation plus ou moins chronique du poumon, révélée par l'induration du parenchyme pulmonaire, est la cause directe de la mort des phthisiques ; 4° la tuberculisation, en se généralisant, envahit la muqueuse intestinale et en produit l'inflammation et l'ulcération. HIPPOCRATE a signalé la gravité de cet accident : « La diarrhée des phthisiques est mortelle, » dit-il, sect. 5, Aphor. 14.

Ces quatre propositions donnent la clef de toute la thérapeutique applicable à la phthisie. A la diathèse tuberculeuse opposez les analeptiques, rien de plus rationnel ; mais n'oubliez pas que l'élément inflammatoire est le véritable agent destructeur. SYDENHAM, STOLL, HUFELAND lui-même, sont unanimes pour proclamer l'excellence des antiphlogistiques et de la saignée elle-même. Nous saignons rarement, parce que les malades nous arrivent, en général, dans un état d'épuisement qui ne permet plus l'emploi de ce moyen ; mais nous insistons sur les émollients; nous y adjoignons régulièrement les calmants (opium, morphine, jusquiame, digitale, laurier-cerise, etc.) et les révulsifs; néanmoins, dans l'état avancé, les cautères sont une cause de débilitation et de douleur. Nous combattons par des moyens appropriés les accidents tels que la toux, les sueurs, la diarrhée; les sédatifs et les astringents font généralement les frais de ce traitement accessoire. La morphine (sirop d'acétate de morphine de 4 à 8,00) nous rend des services contre la toux; nous avons essayé, sans de grands avantages, des bols de beurre et de sucre de Stoll, etc. L'agaric blanc a modéré quelques sueurs; le sulfate de quinine n'est pas sans danger, non plus que l'acétate de plomb. Quant à la diarrhée, c'est à l'opium que nous devons les meilleurs secours. Les pilules d'opium et d'acétate de plomb (opium, 0,05; acétate de plomb, 0,10, pour deux pilules, une matin et soir), nous ont rendu des services à la fois contre la sueur et la diarrhée. Quant à l'épuisement, c'est en vain qu'on lui oppose les toniques (lichen, polygala, quinquina), les excitants (lierre terrestre, hyssope, etc.), l'on n'arrive, le plus souvent, qu'à fomenter la fièvre, augmenter la toux, causer de l'oppression, occasionner la diarrhée, etc. Les analeptiques par excellence sont une alimentation légère et aussi substantielle que le malade peut la supporter. Certes, au moyen de ce traitement, on ne guérit pas beaucoup de phthisiques; mais on leur permet de vivre le plus longtemps possible. J'ajouterai qu'on guérit ceux qui sont guérissables. Deux ou trois succès que nous comptons (sans que nous veuillons garantir les recrudescences) sur quelques centaines de malades qui nous sont passés par les mains, ont été dus à cette simple méthode qui a la sanction de l'antiquité, et qui, nous le croyons, est celle de tous les praticiens sages qui ont mûrement réfléchi sur les caractères de la phthisie. Si d'autres moyens ont procuré quelques succès, nous craignons que, dans la plupart des cas, les observateurs ne se soient fait illusion, tant sur le véritable caractère du mal que sur l'action réelle de leurs remèdes; et, dans tous les cas, ces méthodes excentriques n'ont pu réussir que dans des circonstances exceptionnelles; car ici, comme en toute chose, il n'y a pas de règle sans exception.

En somme, nous avons observé dans le cours de cette année cent six cas de maladies des organes respiratoires, chez soixante-cinq hommes et quarante et une femmes; trente-neuf de ces cas ont été suivis de mort, dont une trachéotomie suivie de résorption purulente, une bronchite chronique avec emphysème pulmonaire, neuf pneumonies suppurées ou compliquées et vingt-huit phthisies.

## CLASSE III. — MALADIES DE L'APPAREIL CIRCULATOIRE.

Dans cette classe nous devons comprendre le contenant et le contenu, les organes circulatoires et le fluide sanguin. Nous pourrions, à cet égard, nous livrer à de larges et profondes élucubrations sur la compréhensibilité de ce genre de maladies, faisant observer que la plupart des lésions organiques, y compris l'inflammation, ont leur siége ou leur origine dans les ramuscules de l'arbre vasculaire; que beaucoup d'affections, tant aiguës que chroniques, dérivent essentiellement de certaines altérations primitives ou secondaires du fluide nutritif, etc., etc.;

mais nous n'avons pas ici pour but de discuter sur la philosophie spéculative de la science et de l'art; nous nous bornons à exposer des objets de simple observation dans un ordre quelconque, plus ou moins rationnel et classique. Cela convenu, nous arrivons au fait.

## § 1er. *Maladies du cœur.*

Dans cette période nous n'avons point observé de phlegmasies des enveloppes du cœur (péricardite).

Chez cinq hommes présentant des signes plus ou moins évidents d'affection du cœur (palpitations, dyspnée, infiltration légère, etc.) la maladie s'est résolue ou amendée de manière à permettre aux malades de sortir.

Chez six individus, dont cinq hommes et une femme, des lésions organiques du cœur ont été suivies de mort. En voici le résumé :

1° Homme de soixante-quatorze ans, entré dans un état d'infiltration, de cyanose et de dyspnée; mort avant l'examen. A l'*autopsie :* dilatation avec hypertrophie du ventricule gauche, ossification avec rétrécissement des valvules aortiques.

2° Homme de cinquante-cinq ans; infiltration, cyanose, reflux veineux, dyspnée intense, bruits du cœur obscurcis par les râles pulmonaires, mort le même jour. *Autopsie :* cœur volumineux, généralement hypertrophié, épaississement et insuffisance des valvules mitrale et aortiques.

3° Homme de quarante et un ans; il y a cinq ans qu'il eut un rhumatisme aigu de trois mois de durée, à la suite duquel il sortit offrant des signes d'endocardite (bruit de soufflet); il rentre affecté de palpitations, voussure, matité précordiales, plus les signes d'un épanchement pleurétique (matité, souffle, égophonie) à gauche. La double affection du cœur et de la plèvre résiste au traitement rationnel. Rhumatisme articulaire intercurrent; vers les derniers temps, anasarque, orthopnée, cyanose, pouls petit, irrégulier, quelques pulsations manquent. Le souffle du cœur, au second temps, persiste jusqu'à la mort qui arrive trois mois après l'entrée. A l'*autopsie :* épanchement pleurétique, trois cents grammes de sérosité citrine dans le péricarde, cœur doublé de volume, à parois résistantes (*cor bovirum*), généralement hypertrophiées, principalement au ventricule gauche dont la paroi offre une épaisseur de deux centimètres (huit lignes); la paroi interventriculaire offre une épaisseur de plus de trois centimètres (un pouce), la valvule mitrale est cartilagineuse, épaissie, soudée à ses angles de manière à offrir un orifice arrondi, rétréci, béant (insuffisant), en forme d'entonnoir, admettant à peine l'extrémité du doigt; les valvules aortiques sont également cartilagineuses, épaissies, racornies (rétrécissement et insuffisance).

Cette observation est intéressante sous le rapport de la coïncidence de l'endocardite avec le rhumatisme sous l'influence duquel elle s'est produite; elle prouve que si le rhumatisme n'est pas mortel en lui-même, il peut l'être (et il l'est souvent) par ses conséquences. Puisqu'il existait à la fois rétrécissement et insuffisance des orifices mitral et aortique, pourquoi n'y avait-il de bruit de soufflet qu'au second temps?

4° Femme de trente-huit ans; jamais de rhumatismes-dyspnée, palpitations depuis trois mois. Lors de l'entrée, orthopnée, bruit de soufflet remplaçant le premier bruit du cœur, toux sèche, râles pulmonaires; plus tard, bruit de soufflet aux deux temps, infiltration générale, cyanose, orthopnée et débilité croissantes, malgré la saignée, la digitale, la scille, le nitre, les sédatifs, les dérivatifs, etc., mort le vingt-quatrième jour. *Autopsie :* Anasarque, œdème et noyaux apoplectiques pulmonaires, cœur hypertrophié, énorme dilatation du ventricule gauche, valvule mitrale saine, valvules de l'aorte cartilagineuses, épaissies, déformées (rétrécissement et insuffisance), dilatation et ossifications à l'origine de l'aorte.

Ce fait est un exemple d'endocardite primitive ou d'emblée; les symptômes (souffle aux deux temps) sont en rapport avec la lésion (dilatation et insuffisance aortiques), l'apoplexie pulmonaire, aussi bien que la dyspnée, l'anasarque, etc., sont la conséquence de l'obstacle à la circulation dans le cœur gauche.

5º Homme de cinquante-deux ans; anasarque, orthopnée, agitation, cyanose, reflux veineux, pouls large et vibrant, voussure, matité précordiales, souffle au premier temps; saignées, digitale, vésicatoires, laxatifs, mort le quatrième jour. *Autopsie :* sérosité citrine abondante dans les plèvres et le péricarde, cœur volumineux, distendu par du sang et des caillots ambrés, hypertrophie considérable du ventricule gauche sans beaucoup de dilatation, ossification des valvules aortiques, sans déformation (rétrécissement); ossifications dans l'aorte.

Ici encore les signes (souffle au premier temps) sont en rapport avec la lésion (rétrécissement aortique). Nous reconnaissons cette anxiété si pénible qu'on dit accompagner la terminaison des maladies du cœur; phénomène qui, néanmoins, n'est pas constant, et que nous croyons avoir lieu surtout lorsque des caillots se forment dans le cœur quelque temps avant la mort.

6° Homme de soixante-six ans ; catarrheux et asthmatique depuis longtemps : depuis deux jours, catarrhe suffocant, râles pulmonaires et trachéaux variés, intenses, orthopnée, toux quinteuse, matité à la base des deux poumons, pouls petit, vif et fréquent ; bruit du cœur masqué par les râles ; l'œdème et la cyanose se manifestent, prostration, état soporeux, mort le troisième jour, malgré les saignées, le tartre stibié à haute dose et les révulsifs cutanés. *Autopsie :* poumons engoués, emphysémateux, épanchement pleurétique du côté gauche, cœur légèrement augmenté de volume, arrondi (dodu); parois ventriculaires gauches offrant vingt-cinq millimètres (dix lignes) d'épaisseur avec rétrécissement prononcé de la cavité ventriculaire (hypertrophie concentrique), léger épaississement blanchâtre aux valvules de l'aorte, plaques blanchâtres (pseudo-membrane ancienne), à la surface du cœur.

Quelle fut la cause de cette hypertrophie concentrique? Elle ne s'explique pas par le léger épaississement des valvules aortiques : l'obstacle à l'aorte produit la dilatation. Serait-elle le produit d'une ancienne péricardite? ou le résultat de l'emphysème pulmonaire, mettant obstacle à l'arrivée du sang dans le cœur gauche? Il faut savoir accepter les questions insolubles.

Ces divers cas d'hypertrophie du cœur n'ont rien qui sorte des notions acquises sur ce genre de maladies ; c'est en cela même qu'elles sont utiles, puisqu'elles confirment les règles. Depuis longtemps nos idées sont fixées à l'égard de ces interminables discussions sur les causes des bruits de cœur ; pour nous ce sont les valvules qui les occasionnent et la théorie de M. Rouannet nous paraît, sinon inattaquable, au moins la plus solide de toutes, celle qui répond le mieux aux faits physiologiques et surtout pathologiques. Il en résulte que les bruits anormaux du cœur indiquent presque toujours des lésions valvulaires, et rarement notre diagnostic se trouve en défaut. Pour nous, l'anévrisme du cœur, ou plus exactement la dilatation avec hypertrophie, est le plus souvent le résultat d'une endocardite chronique (ossification des valvules avec rétrécissement des orifices) ; pourtant toutes les hypertrophies ne tiennent pas à cette cause, la péricardite chronique peut les produire ; elles peuvent tenir à un obstacle éloigné dans l'aorte, dans les poumons. Pour nous encore, le rhumatisme est une cause fréquente d'endocardite ; mais les éléments que nous possédons ne nous permettent pas d'admettre que l'endocardite soit aussi fréquemment, aussi fatalement liée au rhumatisme articulaire aigu que ne le prétend M. Bouillaud. Les cas sont assez nombreux où il est impossible de constater la cause du rhumatisme (nº 4).

L'orifice aortique est le plus généralement affecté ; mais il n'est pas rare de trouver épaissis en même temps les orifices mitral et aortique (nº 5) ; cette coïncidence jette quelque confusion dans le diagnostic ; mais sans préjudice pour le malade. Si l'asthme provient souvent des maladies du cœur (Rostan), assez fréquemment aussi les maladies du cœur proviennent de l'asthme ; cette réciprocité se conçoit parfaitement. L'espace nous manque pour donner à toutes ces propositions le développement qu'elles méritent.

Quant au traitement de l'hypertrophie confirmée du cœur, ou mieux de l'endocardite chronique qui en est la cause mécanique, l'art ne possède que des moyens palliatifs en tête desquels se trouve la saignée qui doit cependant être maniée avec circonspection; plus applicable aux rétrécissements, elle a des inconvénients réels dans l'insuffisance; dans tous les cas il convient d'en surveiller l'effet. Le traitement de Valsalva est presque constamment impraticable; on n'en parle guère que pour mémoire. Les révulsifs viennent en second lieu dans les cas urgents, puis la digitale, moyen précieux qui réunit le double avantage de calmer le désordre du cœur et d'activer la sécrétion urinaire dans les cas d'anasarque. Les diurétiques généraux conviennent plutôt pour combattre ce dernier accident que pour modifier le cœur lui-même. Les prétendus fondants de l'hypertrophie, y compris l'iode, sont des moyens illusoires. Le but ici, comme dans bien d'autres circonstances, est de chercher, modestement, à soulager la souffrance et à prolonger la vie, dans l'impuissance où l'on est d'éviter la mort. Combien de praticiens superficiels ou calculateurs se vantent d'avoir guéri des anévrismes du cœur qui n'ont que dissipé une hydropisie passagère ou calmé des accidents qui, fatalement, tôt ou tard, doivent renaître et entraîner la catastrophe! Pour notre part, nous avons été souvent assez heureux pour guérir des hydropisies par maladies du cœur ou autres, ainsi qu'on le verra; mais nous savons trop ce qui attend les malheureux malades pour nous en vanter. Néanmoins, c'est quelque chose, c'est même beaucoup.

## § 2. *Maladies des vaisseaux sanguins.*

La *phlébite* est une maladie toute nouvelle et qui donne encore lieu à des discussions, à des recherches relatives à divers points de son histoire dont l'élucidation n'est pas complète. C'est ainsi qu'on discute pour savoir si elle est nécessaire ou non à la production des phénomènes compris sous le nom de résorption purulente. La résorption elle-même est remise en question. Cette résorption étant admise, on demande si le pus est résorbé en masse ou s'il l'est par molécules, si les prétendus abcès métastatiques sont constitués uniquement par le pus résorbé ou si plutôt ces abcès ne sont pas le produit de l'inflammation locale provoquée par les molécules du pus résorbé. On demande pourquoi ces abcès se manifestent de préférence dans certains parenchymes et pourquoi, dans d'autres cas, ce sont d'autres organes qui en sont le siége. On demande enfin si cette résorption purulente est curable ou de nécessité mortelle, et quels sont les moyens qu'il convient de lui opposer. Ce n'est point ici le lieu d'agiter ces importantes questions sur lesquelles, d'ailleurs, nous n'avons pas l'orgueilleuse prétention d'avoir des idées parfaitement arrêtées; nous nous bornerons à rappeler plusieurs faits relatifs à la phlébite qui ont passé sous nos yeux.

1º Déjà nous avons vu que chez une femme opérée de laryngotomie, un abcès se manifesta à la fesse droite, que plus tard elle succomba au milieu des accidents de la résorption purulente, que des abcès métastatiques furent trouvés dans la rate et non pas dans les poumons et le foie qui sont le siége de prédilection de ces abcès.

Nous nous sommes demandé quelle pouvait avoir été

la filiation de ces phénomènes, et nous avons adopté, comme la plus probable, l'opinion que la plaie du larynx a été la source de la résorption qui s'est manifestée à la fois ou successivement par l'abcès de la fesse et par ceux de la rate. C'est assez dire que, pour nous, l'idée de la résorption purulente n'a pas été renversée par cette mystérieuse diathèse purulente qu'on voudrait lui substituer.

2° Nous verrons ailleurs un cas d'albuminurie dans lequel un phlegmon diffus des membres inférieurs, occasionné par des scarifications, fut suivi d'accidents typhoïdes auxquels le sujet succomba. Ici encore la rate seule fût trouvée envahie par les abcès métastatiques; ici encore le phlegmon nous parut être la source de la métastase purulente.

Dans ces deux cas nous cherchâmes vainement à constater la phlébite; et j'avoue que la nécessité d'une inflammation des veines, préalable à la résorption, ne nous est pas démontrée.

Depuis longtemps notre esprit était frappé de l'innocuité de la disparution du pus (par résorption sans doute) dans certains abcès dûment constatés, et des funestes ravages opérés par la résorption du même liquide dans les cas de plaie (accidentelle ou artificielle). Nous inclinions à penser que la différence observée alors pourrait être rationnellement attribuée aux altérations produites par le contact de l'air dans les derniers cas.

Depuis quelques années, plusieurs observations de phlébite spontanée et bien caractérisée se sont offertes chez nos malades. Nous en avons précédemment signalé un exemple chez un de nos phthisiques. Eh bien! dans aucun des trois faits de ce genre qui s'offrent actuellement à notre mémoire, dans aucun, disons-nous, la suppuration et les accidents de la résorption ne se sont manifestés. Rapprochant ces observations de celles qui précèdent, nous nous sommes demandé si le défaut de contact de l'air n'était pas aussi la cause de cette bénignité de la phlébite spontanée et sous-cutanée sans division de la peau? Toujours est-il que maintenant nous nous croyons autorisés à considérer comme peu grave ce dernier genre d'affection comparé à celui où la veine enflammée est à découvert.

Avant les travaux de Maréchal, Velpeau, Dance, Cruveilhier, Blandin, etc., sur la phlébite, les accidents inflammatoires consécutifs à la saignée étaient attribués à toute autre chose qu'à l'inflammation de la veine. Depuis lors, toute inflammation consécutive à la phlébotomie est attribuée à la phlébite, et toute phlébite est considérée comme presque de nécessité mortelle. Il y a certainement de l'exagération dans ces deux opinions, les exemples suivants en sont la preuve.

5° Chez un homme affecté d'albuminurie, une saignée fut suivie du développement d'un phlegmon au pli du bras; plusieurs applications de sangsues et les topiques émollients opiacés procurèrent la résolution en quelques jours.

4° Chez une femme affectée de pneumonie, une saignée fut suivie du développement d'un phlegmon qui, malgré les antiphlogistiques, se termina par suppuration. Des incisions convenablement pratiquées donnèrent issue au pus et la guérison eut lieu sans accidents généraux, cinq semaines après l'apparition du phlegmon.

5° Chez un homme de soixante-huit ans, affecté de bronchite, une saignée donna lieu à un phlegmon diffus qui, en dépit d'un traitement rationnel, passa à la gangrène et fut suivi de mort. L'autopsie ne fit découvrir aucun indice de phlébite ni de résorption purulente.

Ainsi voilà trois cas de phlegmon pur et simple à la suite de la saignée. Dans le premier, résolution sans suppuration; dans le second, suppuration. On aurait pu croire que le traitement aurait enrayé la phlébite; mais dans le troisième cas le phlegmon passe à la gangrène, produit la mort, et l'on ne trouve aucun vestige de phlébite.

Dans d'autres cas la phlébite est réelle; mais heureusement celle-ci ne passe pas toujours à la suppuration;

6º Chez un homme de trente-huit ans, affecté de bronchite intense, une saignée donne lieu à un gonflement inflammatoire du pli du bras. L'examen de la partie permet de constater l'existence d'un cordon induré, noueux, rosé à la superficie, douloureux à la pression, occupant la médiane céphalique dans l'espace d'un pouce et demi (cinq centimètres), à partir de l'incision, et se dirigeant vers le haut du bras. L'ouverture de la saignée est béante, grisâtre, fournissant un suintement puriforme. Plusieurs applications de sangsues faites *au dessus* du siége du mal, des cataplasmes émollients et des onctions mercurielles procurent la résolution dans l'espace de dix à douze jours.

J'ai moi-même été atteint d'une phlébite semblable à la précédente, ce qui ne laissa pas que de me donner de vives inquiétudes, car j'avais présent à la mémoire le sort de l'infortuné MARÉCHAL que nous avons connu et qui fut victime de l'affection qu'un des premiers il avait si bien décrite. Quelques émollients amenèrent la résolution. Nous avons vu le même accident se produire l'hiver dernier chez M. le docteur M... et le résultat fut tout aussi favorable.

En somme, si nous recueillons nos souvenirs, nous y trouvons bien plus de cas où une saignée malheureuse, comme on dit, fut suivie de simples phlegmons ou de phlébite circonscrite et bornée, que de ceux où la phlébite se déclarant fut suivie de suppuration et de la mort.

Quoi qu'il en soit de ces faits rassurants, le praticien ne perdra pas de vue la possibilité du développement d'une phlébite mortelle, après la saignée, et il prendra toutes les précautions pour assurer l'innocuité de l'opération, en s'assurant de la bonté et de la propreté de l'instrument, en évitant les manœuvres violentes, telles que le froissement du vaisseau, en réunissant exactement les lèvres de la plaie, etc. L'inflammation survenant, qu'elle soit simplement phlegmoneuse ou qu'elle accuse la phlébite, il devra se conformer aux préceptes de M. Lisfranc, et, dût l'excès de précaution être superflu, il appliquera à plusieurs reprises bon nombre de sangsues, non pas sur la tumeur, mais *au-dessus* et sur le trajet sain de la veine entreprise. Les émollients, les bains, les opiacés seconderont les évacuations sanguines; puis les onctions mercurielles pourront être appliquées avec avantage, puis les révulsifs, la compression etc. Je ne sache pas que la compression ou l'incision de la veine au-dessus du point enflammé aient jamais prévenu les accidents, et lorsque la résorption purulente est déclarée, je ne sache aucun remède qui puisse offrir de chances favorables qu'on doive légitimement espérer. Le tartre stibié (Sanson), l'acide antimonique (Martin Solon), le quinquina, les purgatifs, l'opium, etc., n'ont pas manifesté de puissance assez marquée pour qu'on puisse y avoir confiance. Les saignées hâteraient, dit-on, la résorption du pus ; pourtant elles seraient indiquées par les localisations inflammatoires. Cependant il faut bien faire quelque chose ; choisissez donc : « *Meliùs est anceps remedium adhibere quàm nullum* » (CELSE).

Comme inflammation veineuse, la phlébite appartient aux maladies des vaisseaux ; comme infection purulente, elle appartient aux altérations du sang ; elle forme donc une transition naturelle des premières aux secondes.

§ 3. *Altérations du sang.*

Quel que soit notre scepticisme à l'égard des classifications basées sur la nature présumée des maladies dont l'essence n'est pas parfaitement déterminée, ce qui, pour le dire en passant, éveille notre défiance envers les nomenclatures nouvellement proposées, nous croyons cependant que les notions sur la *chlorose* sont assez avancées pour qu'il nous soit permis de la considérer comme une lésion du sang, détermination qui révèle d'emblée notre opinion sur la nature de cette maladie : pour nous, c'est essentiellement une diminution dans la quantité relative de certains principes du sang (matière colorante et fibrine). Les travaux de BARRUEL, LECANU, ANDRAL, etc., nous laissent peu de doute à cet égard.

Sept cas de chlorose simple et bien caractérisée se sont offerts à notre observation. L'opinion générale est que la chlorose affecte à peu près exclusivement les jeunes filles (*morbus virgineus*) ; principe vrai qui souffre pourtant d'assez nombreuses exceptions. Ainsi nous trouvons que nos malades étaient âgées de seize, deux de dix-huit, de vingt, vingt-six, trente-six et cinquante-sept ans. Donc, trois sur sept au-dessus de vingt-ans. Quant aux causes déterminantes, elles sont, en général, fort difficiles à préciser, et nous pensons d'ailleurs qu'elles sont très-variables. Une opinion générale attribue la chlorose à l'amour contrarié (*febris amatoria*); nous pouvons assurer qu'il n'en est point ainsi pour beaucoup de nos malades. Nous n'oserions non plus indiquer l'air vicié, l'alimentation insuffisante; car, d'une part, nos malades n'étaient pas en général soumises à ces causes, et, d'autre part, la chlorose est assez commune dans la classe aisée; donc, à l'égard des causes, il n'est rien de précis.

Quant aux symptômes, tout le monde connaît cette décoloration comme transparente des téguments, cette pâleur cadavéreuse des orifices muqueux, cette nuance bleuâtre des sclérotiques, cette langueur générale qui frappent tous les yeux; puis ces désordres menstruels, ces palpitations, cette oppression, cette dyspepsie, ces dérangements digestifs; puis ces douleurs vagues, notamment à la tête et à l'épigastre, et ces aberrations de sensibilité, ces spasmes qui lient assez étroitement la chlorose à l'hystérie pour que certains auteurs, notamment SYDENHAM, aient confondu ces deux maladies, dont l'une, en effet, l'hystérie, relève souvent de l'autre, ainsi que nous le verrons. Un signe précieux, mais variable, inconstant et fort obscur dans son mécanisme, a nouvellement été signalé comme le plus expressif de tous, particulièrement par M. BOUILLAUD; c'est le souffle carotidien dont nous avons observé toutes les nuances, depuis le simple *murmure* intermittent jusqu'au *bruit de tempête* continu, depuis le *murmure d'insecte* jusqu'au ronflement du *bruit de diable*. Ces bruits peuvent s'observer dans d'autres artères et dans le cœur lui-même. C'est ici que de solides notions de diagnostic peuvent faire éviter de graves erreurs. Or, pour nous, comme pour la plupart des observateurs modernes, tous ces désordres fonctionnels dérivent d'une lésion commune, l'altération du sang, et ce n'est que par un effort de systématisation peu rationnel qu'on a tenté de distinguer des espèces de chloroses basées sur la prédominance de certains groupes symptomatiques (COMPENDIUM DE MÉD. PRAT.). Les désordres menstruels aussi bien que les dérangements digestifs et les accidents nerveux, ne sont qu'un reflet plus ou moins prononcé d'une seule et unique lésion fondamentale.

Cela étant, le traitement devient essentiellement simple et rationnel : réparer les éléments du sang au moyen du fer et d'une hygiène analeptique. Le fer convient sous toutes les formes. Après avoir adopté longtemps les *pilules de* BLAUD, nous usons plus volontiers de celles de VALLET dont les bases sont les mêmes (sulfate de fer et carbonate de potasse parties égales), mais dont la composition pharmaceutique est préférable. Nous commençons par deux pilules chaque jour, augmentant d'une ou de deux tous les deux jours, jusqu'à concurrence de la quantité tolérée par les malades. Quant à d'autres préparations ferrugineuses, telles que le lactate de fer, nous croyons fort que c'est une affaire de mode ; l'essentiel est de donner du fer et que celui-ci soit toléré (CULLEN) : aussi, lorsque l'estomac se montre réfractaire, nous y associons l'opium ; lorsque la constipation est produite, nous y joignons la rhubarbe. Nous donnons le fer aux repas pour qu'il fatigue moins l'estomac, etc., etc. SYDENHAM avait déjà remarqué que les martiaux sont parfois mal tolérés, et il conseillait, non de les interrompre, mais d'y associer le laudanum (MÉD. PRAT., p. 419). Dans la pratique civile, l'eau gazeuze ferrugineuse et le chocolat ferrugineux rendent des services réels. Ce sont là des détails de pratique vulgaire. Nous procurons un régime analeptique (viandes rôties, vin rouge) autant que nous le pouvons. Il convient d'adjoindre à ces moyens l'exercice dans un air salubre et les distractions agréables; éléments qui manquent dans les hôpitaux; aussi le traitement de la chlorose y procure-t-il des résultats moins favorables que dans la pratique civile et dans la classe aisée. Néanmoins, nous voyons que sur nos sept malades deux ont éprouvé un notable soulagement dans l'espace de quinze jours, deux en dix-huit et vingt jours, deux en vingt-cinq et trente jours. La dernière s'est soustraite à nos soins avant d'avoir éprouvé des effets appréciables. C'est en effet ce qui arrive souvent : les gens du peuple se lassent des moyens lents et s'en vont dès que leurs forces le permettent.

Il serait à désirer que les gens du monde et les médecins eux-mêmes fussent bien pénétrés des principes ci-dessus; on n'en verrait pas autant perdre des instants précieux à rappeler les règles qui s'obstinent tout naturellement à ne pas venir; à chercher à calmer les palpitations par des saignées qui ne font qu'aggraver le mal; à purger les malades qui ne digèrent pas, au détriment des forces générales; à combattre par de vains antispasmodiques des accidents nerveux qui se montrent rebelles, etc., etc.; restaurez le sang et tout cela disparaîtra. Ce n'est pas à dire que certains moyens accessoires ne soient par fois utiles; mais ne perdez pas de vue le principal.

Ce n'est pas sans étonnement que nous avons rencontré dans le livre de STOLL l'indication de chloroses *par pléthore*, lesquelles étaient avantageusement traitées par les antiphlogistiques et même les saignées (t. III, p. 264). Ceci nous a rappelé qu'une dame à laquelle nous donnions des soins était soulagée par des épistaxis assez abondantes ; mais ce sont là des cas très-exceptionnels.

Si l'on veut y réfléchir, on nous pardonnera de placer dans ce chapitre quelques autres affections qui nous paraissent appartenir essentiellement aux lésions du sang, telles sont :

1° Un cas de *suicide par submersion*, chez une jeune fille qui fut retirée de l'eau avant l'asphyxie complète et qui se rétablit promptement sans remèdes actifs ;

2° Une *asphyxie* involontaire *par la vapeur du charbon* chez une jeune fille qui, conjointement avec sa mère, faillit être victime de leur négligence à éteindre un brasier qui brûlait dans leur chambre pendant la nuit. Une saignée, des acidules, quelques révulsifs, furent suivis d'un prompt rétablissement ;

3° Un accident déplorable nous a permis d'observer un *empoisonnement* par le *cyanure de potassium*. Un jeune homme présentant des signes d'embarras gastrique datant de quelques jours, souffrait d'une vive céphalalgie. On prescrivit des fomentations sur le front avec une solution de cyanure de potassium (2 grammes dans 100 grammes d'eau). La sœur de la salle dépose un instant le vase sur la planche du malade pour vaquer à des occupations pressées. Le pauvre jeune homme croyant sans doute qu'il s'agit d'une boisson qui doit le soulager, saisit le vase, le porte à ses lèvres et retombe à l'instant sur son lit comme foudroyé. Dès lors, pâleur mortelle, pouls filiforme, respiration singultueuse, sueurs froides, perte complète de sentiment, quelques mouvements convulsifs ; mort complète au bout d'une heure environ, malgré les secours les plus prompts et les plus actifs. A l'*autopsie* nous avons trouvé les désordres signalés comme propres à l'acide hydrocyanique : liquéfaction complète, couleur foncée du sang, congestions viscérales, etc. L'intestin offrait des plaques de Peyer gauffrées et réticulées ; notre embarras gastrique était une belle entérite folliculeuse.... Nous abrégeons cette observation ayant l'intention d'en faire l'objet d'une publication particulière.

En somme, nous avons observé dans le cours de cette année vingt-cinq maladies spéciales de l'appareil circulatoire chez quatorze hommes et onze femmes, dont huit ont été suivies de mort, savoir : six cas d'hypertrophie du cœur, un phlegmon gangréneux, suite de saignée, et un cas d'empoisonnement par le cyanure de potassium.

## CLASSE IV. MALADIES DES APPAREILS SÉCRÉTEURS.

### § 1. *Appareil biliaire.*

Les affections primitives du foie sont généralement assez rares ; il n'en est pas de même des affections consécutives, aux fièvres intermittentes, à la phthisie, etc. Déjà nous avons signalé un cancer de cet organe, consécutif à un cancer de l'estomac.

On a dit aussi, et avec raison, que les affections aiguës

idiopathiques du foie étaient rares dans nos climats tempérés; le fait est que nous ne rencontrons guère que des lésions chroniques; tels sont les deux faits suivants :

1º Une femme de quarante-trois ans, accouchée depuis dix-sept jours, a vu graduellement son ventre se gonfler à la suite de l'accouchement, et pendant l'allaitement. Elle nous arrive dans un état très-grave : abdomen volumineux, fluctuant, infiltration légère des extrémités inférieures, dyspnée intense, râles muqueux, sibilants, disséminés, cyanose assez prononcée, pouls petit, filiforme. Le volume du ventre ne permet d'y percevoir aucune tumeur; nous nous demandons si l'ascite n'est pas le produit d'une métro-péritonite latente, suite de l'accouchement. L'exploration des organes génitaux ne nous apprend rien. Elle raconte qu'il y a vingt ans elle a eu une maladie du foie avec hydropisie, laquelle s'est renouvelée il y a treize ans, à la suite de couches. Provisoirement nous prescrivons : saignées, rubéfiants, diurétiques, laxatifs, etc. Pendant plusieurs jours l'asphyxie est imminente et ne s'explique pas suffisamment par le volume du ventre, ce qui nous fait différer la ponction. Un jour enfin, nous pratiquons la paracenthèse, qui procure cinq litres environ de sérosité citrine. Nous percevons alors une tumeur occupant l'hypochondre droit et s'étendant jusqu'auprès de l'ombilic; cette tumeur est manifestement un prolongement du foie. Depuis lors, sous l'influence d'un traitement fort simple (adoucissants, nitre, digitale), l'abdomen revient graduellement à son volume normal; les fonctions se rétablissent; la malade guérie de son ascite sort un mois environ après l'opération, conservant sa tumeur du foie qui probablement occasionnera de nouvelles récidives. Ce cas est un des plus beaux en faveur de la ponction appliquée aux ascites symptomatiques d'engorgements viscéraux ;

2o Une femme de soixante-deux ans est entrée avec une ascite et une tumeur de foie. Cachexie avancée ; mort au bout de vingt jours. A l'*autopsie* nous trouvons le foie farci de *marrons* encéphaloïdes, ramollis à divers degrés. Vésicule remplie de calculs biliaires.

Quelles que soient les discussions relativement aux causes déterminantes de l'*ictère*, il n'en est pas moins évident que cette maladie résulte d'une altération dans l'appareil biliaire. On a dit et répété pendant vingt siècles que la coloration des tissus résultait de la suffusion de la bile, sans remarquer que la bile est un fluide des plus irritants, dont la présence dans les organes produirait de fâcheux ravages. Depuis longtemps nous professions que la matière colorante *seule* de la bile était résorbée, lorsque des recherches de chimie moderne, notamment celles de M. Lecanu, sont venues confirmer les présomptions pathologiques. Il y a plus ; il paraîtrait que cette matière colorante produirait un effet sédatif analogue à celui de la digitale, si l'on en juge par cette lenteur du pouls qui caractérise fréquemment l'ictère simple. Quant à la cause déterminante de l'ictère, elle est manifeste dans certains cas d'obstruction des excréteurs, par calculs, tumeurs, etc. ; mais elle devient problématique dans d'autres. Nous croyons, pour notre part, que le foie se trouvant soustrait à l'action des agents extérieurs, et n'ayant guère de relations organiques qu'avec l'appareil digestif, ce dernier doit être, dans la plupart des cas, le point de départ de l'ictère. Les vitalistes invoquent fréquemment le spasme, sous prétexte que l'ictère apparaît quelquefois après un accès de colère; mais cette cause est exceptionnelle; d'autre part, le spasme est essentiellement transitoire, et l'ictère une fois produit, on n'a plus à faire qu'à un état organique auquel le spasme est désormais étranger. Ces considérations sommaires sont importantes eu égard au traitement.

Les symptômes de l'ictère sont de notoriété vulgaire. Nous ne manquons jamais de constater la décoloration des matières fécales et la coloration bilieuse des urines, ainsi que le précipité vert ou bleuâtre qu'y détermine l'acide nitrique. Nous avons également remarqué la coloration blanchâtre (et non jaunâtre) des enduits de la langue, contrairement à la coloration jaune des autres humeurs, voire même des humeurs de l'œil. Nous avons encore constaté que les malades ne voient pas, généralement, les objets colorés en jaune, etc.

La question du traitement est celle qui occupe le plus les esprits. Malheureusement pour l'art (mais heureusement pour l'humanité!) l'ictère est une maladie généralement peu grave et qui guérit par ou malgré tous les traitements, ce qui entretient l'illusion des praticiens à l'égard de certains remèdes. Nous avons fait à cet égard des expériences répétées et très-attentives, d'où résulte: 1° que l'ictère simple (sans douleur ni fièvre et sans altération organique du foie) guérit très-bien spontanément, même le malade continuant de vaquer à ses occupations; 2° que de tous les traitements, l'antiphlogistique mitigé est incontestablement celui qui procure les résultats les plus favorables, celui surtout dont l'action est la plus innocente; 3° que si les laxatifs sont souvent innocents et parfois utiles, ils donnent aussi quelquefois lieu à des accidents (diarrhée, coliques, etc ) et n'abrègent pas, en général, la maladie. STOLL a dit : « J'ai observé que les vomitifs convenaient très-rarement dans l'ictère » (t. III, p. 541), et l'on sait qu'il était très-avare de purgatifs ; 4° enfin, nous avons observé que les remèdes spéciaux, prétendus fondants, tels que la rhubarbe, l'extrait de pissenlit, si vanté par HUFELAND, la feuille de noyer, etc., etc., sont des remèdes illusoires, sinon dangereux.

Lorsque l'ictère est fébrile, lorsqu'il est compliqué d'accidents gastriques, de douleur et de tuméfaction du foie, oh ! alors tout le monde est à peu près d'accord sur l'emploi des moyens antiphlogistiques, au moins préalables. Eh bien ! ces cas nous paraissent, à nous, un indice de la nature réelle de l'ictère simple dont ils ne sont, pour ainsi dire, que l'exagération. Nous avons été plus heureux que STOLL qui dit : « J'ai observé que les ictères fébriles étaient, « pour la plupart, ou mortels ou au moins extrêmement « dangereux » (MÉD. PRAT., t. III, p. 516).

Si l'ictère est accompagné d'altérations organiques chroniques (calculs, hypertrophie, tumeurs diverses, etc.), il est le plus souvent incurable, ou du moins c'est aux lésions qui le produisent qu'il convient de s'adresser, et pourtant les formulaires sont pleins de remèdes contre l'ictère, symptôme bannal de lésions si diverses !

Les faits suivants, si peu nombreux qu'ils soient, viennent à l'appui de quelques-uns de ces principes :

1° Un homme de vingt-deux ans, tisserand, entre en février avec un ictère simple de quinze jours ; pouls à quarante-huit, abdomen indolore, urines verdissant par l'acide nitrique, fèces décolorées ; simples émollients (tisane de chiendent, lavements, bains) ; résolution au bout de huit jours de traitement. Durée totale, vingt-trois jours ;

2° Femme de vingt-neuf ans, servante, entrée en novembre avec un ictère simple de six jours : simples émollients ; résolution de l'ictère le quatorzième jour. Durée totale, vingt jours ;

3° Homme de vingt-sept ans, serrurier, entré en septembre avec un ictère de vingt jours : six laxatifs (sulfate de soude de quinze à trente grammes) à quelques jours d'intervalle ; trente jours de traitement. Durée totale, cinquante jours.

Ces trois faits sont l'expression du résultat général d'un grand nombre d'autres analysés avec soin.

## § 2. *Maladies de la rate.*

Nous plaçons ici, ne sachant où le mettre ailleurs, un cas d'hypertrophie de la rate avec ascite, lequel servira de base à quelques considérations toutes d'actualité.

Une femme de trente-neuf ans, ayant éprouvé longtemps auparavant une fièvre intermittente de quelques semaines de durée, puis ayant fait un accouchement par suite duquel s'établit une fistule vésico-vaginale, pour laquelle on tenta vainement une opération d'autoplastie, entra à la clinique, affectée depuis quelques mois d'ascite avec hypertrophie considérable de la rate. Les moyens vulgairement usités contre l'hydropisie (diurétiques, laxatifs, etc.) la débarrassèrent de l'épanchement abdominal. Restait l'hypertrophie de la rate, qu'en considération des antécédents nous crûmes devoir attaquer par le sulfate de quinine, sans beaucoup d'espoir, néanmoins, vu l'ancienneté de la maladie. En effet, le sulfate de quinine échoua aussi bien que les autres moyens empruntés aux prétendus fondants, et la malade sortit de l'hôpital huit mois après son entrée, guérie de son ascite, mais non de son hypertrophie splénique.

Il y a quelque temps qu'une polémique s'éleva dans les journaux de médecine au sujet du traitement de l'hypertrophie de la rate. M. PIORRY prétendait la guérir par le sulfate de quinine, M. CHOMEL niait le fait. On eût dit, en vérité, qu'il s'agissait d'une découverte nouvelle et en effet elle l'était pour les acteurs qui attribuaient franchement la première idée de cette médication à l'honorable M. BALLY ; et pourtant il s'agit d'un fait aussi ancien que l'application du quinquina au traitement des fièvres. ZIMMERMANN dit positivement : « Les gonflements de la rate, « attribués mal à propos à son usage (du quinquina), dis« paraissent lorsqu'on en use ; BRUNNER, TORTI, WERL« HOFF, WEPFER, disent même que les enflures hydropi« ques disparaissent par l'usage de cette écorce » (DE L'EXPÉRIENCE, liv. V, p. 188, traduct. de LEFEBVRE). Ce n'est pas la seule occasion que nous aurons de signaler les déplorables conséquences de l'oubli des modernes à l'égard des anciens.

Quoi qu'il en soit, s'il est vrai que le sulfate de quinine résolve les engorgements de cause fébrile, c'est à condition que ces engorgements ne seront pas trop anciens. Cette remarque, faite récemment par M. RAYER, est toute rationnelle et justifiée par les faits. Celui que nous venons de produire en est une preuve. Nous reviendrons sur certaines questions relatives à la rate, au sujet des fièvres intermittentes.

## § 3. *Appareil urinaire.*

Dans cette période d'une année, huit cas d'*albuminurie* (maladie de Bright, affection granuleuse des reins, néphrite albumineuse) se sont offerts. Ce qui justifie ce que nous disions de la fréquence de cette affection en Alsace dans notre Lettre à M. Rayer sur l'albuminurie (Gazette médicale de Paris, 1837).

Ces hydropisies avec urines albumineuses se sont offertes chez quatre hommes et quatre femmes.

Les âges ont varié de seize à quarante-quatre ans. Cette maladie paraît définitivement être l'apanage de l'âge moyen. Parmi les cas nombreux que nous avons observés depuis sept ans, il n'en est qu'un au-dessous de quinze ans et un au-dessus de soixante ans.

Les professions de nos malades sont très-variées; il n'en est pas une qui exposât spécialement à l'humidité ou à toute autre cause qu'on puisse invoquer.

Sur ces huit malades quatre ont guéri de leur hydropisie, mais ont conservé les urines albumineuses. Dans ce sens nous n'avons point obtenu de guérison radicale. Parmi tous les faits qui sont passés sous nos yeux nous ne nous rappelons qu'un cas de guérison de l'albuminurie elle-même; il est consigné dans notre lettre à M. Rayer. Mais on voit que les cas de guérison de l'hydropisie sont assez fréquents.

Quatre de nos sujets ont succombé, parmi lesquels un homme et trois femmes.

Voici le résumé de nos huit observations :

1° Un homme de vingt-sept ans, gantier, entre affecté de pneumonie que nous traitons et guérissons par le tartre stibié à haute dose; il n'a pas été saigné, ce qu'il est essentiel de noter, eu égard à l'anasarque qui se développa consécutivement à la pneumonie. Nous examinons les urines qui précipitent abondamment par l'acide nitrique. Etaient-elles albumineuses avant la pneumonie? Diurétiques, laxatifs, bains de vapeur, régime lacté; résolution de l'œdème en cinq semaines. Le malade sort bien portant, en apparence, mais conservant ses urines albumineuses.

2° Homme de trente-neuf ans, cultivateur, ayant eu antérieurement des fièvres intermittentes, affecté d'anasarque depuis un an. Rien du côté du foie, de la rate et du cœur; urines albumineuses: diurétiques, laxatifs, etc. Guérison de l'anasarque en vingt-deux jours; il sort conservant ses urines albumineuses.

3° Homme d'âge et de profession non mentionnés; il y a neuf mois qu'il eut une hématurie sans cause connue; il est infiltré depuis trois mois; il éprouve de la douleur lombaire. A son entrée nous découvrons qu'indépendamment de son anasarque il est atteint de pneumonie, laquelle est traitée et guérie par les saignées et le tartre stibié à haute dose. Traitement *ut suprà*. Il sort après quelques semaines guéri de son anasarque et conservant ses urines albumineuses.

4° Femme de trente-trois ans, ouvrière en tabacs. Fièvres périodiques antécédentes; anasarque depuis deux ans; hypertrophie de la rate, douleurs lombaires, urines fortement albumineuses; saignées locales, diurétiques, laxatifs, etc. Elle sort le septième mois, guérie de son anasarque et en grande partie de son hypertrophie de la rate; mais les urines restent albumineuses.

Tels sont nos succès ; voici nos revers :

5º Homme de quarante-quatre ans, ancien militaire, infiltré depuis trois semaines, sans cause connue. On ne perçoit rien d'anormal dans les viscères thoraciques et abdominaux ; urines albumineuses. Il succombe au bout de trois mois pendant lesquels nous avons mis en usage la plupart des moyens usités contre l'hydropisie. C'est pourquoi nous en faisons ici l'énumération : ventouses scarifiées aux lombes, bains de vapeur, régime lacté, nitre, digitale, genièvre, raifort sauvage, onctions mercurielles, pilules d'onguent mercuriel, scille et savon médicinal (Martin Solon), teinture de cantharides (de cinq à dix gouttes) recommandée par M. Rayer, laxatifs, drastiques (pilules de Bontius), etc., etc. A l'*autopsie* nous trouvons les reins hypertrophiés ; la substance corticale est blanche, anémique ; la substance tubulaire tranche par sa rougeur. Point de granulations.

6º Femme de vingt-huit ans, servante ; elle entre accusant des douleurs vagues, comme rhumatismales ; elle est déclarée chlorotique. La face est légèrement œdématiée, ce qui nous porte à examiner les urines que nous trouvons albumineuses. Bains de vapeur, régime lacté ; l'œdème se dissipe ; nous donnons le fer, et la malade, promptement rétablie, sort au bout de vingt jours ; mais conserve ses urines albumineuses.

Elle rentre sept mois après, affectée d'une légère infiltration générale, palpitations, étouffements, épistaxis fréquentes. Des traitements appropriés sont mis en usage. Cependant les accidents s'aggravent, les épistaxis se répètent avec opiniâtreté, les étouffements, les palpitations deviennent permanents ; on perçoit de la matité dans le thorax, de la faiblesse et de l'irrégularité dans le rythme du cœur avec un léger bruit de frottement. L'anasarque fait des progrès, des vomissements opiniâtres surviennent et la malade, épuisée, succombe onze mois après son entrée. A l'*autopsie*, épanchement de sérosité dans les plèvres, pseudo-membranes autour du cœur indiquant une péricardite ancienne, légère hypertrophie du cœur, sans lésion des valvules. Les deux reins sont trouvés *atrophiés*, réduits au tiers de leur volume normal, leur parenchyme est blanchâtre, complétement anhémié, sans granulations.

Cette observation est surtout remarquable en raison de cet état des reins qui est complétement anormal; on lit dans l'ouvrage de M. MARTIN SOLON sur l'*Albuminurie* : « La plus remarquable des lésions des reins est, sans con- « tredit, l'atrophie. Nous ne l'avons vue qu'une fois et d'un « seul côté » (p. 202). Il est vrai que les observateurs anglais disent avoir souvent rencontré cette atrophie; mais il n'est pas dit que ce soit des deux côtés.

7° Femme de quarante ans, cordière, de constitution chétive, affectée de catarrhe bronchique depuis trois mois; elle s'est aperçue, il y a huit jours, que ses jambes enflaient; elle éprouve des douleurs lombaires, ses urines sont fortement albumineuses: ventouses lombaires, diurétiques, laxatifs, bains de vapeur, régime lacté, pilules mercurielles scillitiques, teinture de cantharides, etc. L'anasarque faisant des progrès, scarifications des cuisses donnant lieu à un érysipèle diffus. La malade réclamant la ponction de l'abdomen, l'opération est pratiquée; mais bientôt l'érysipèle devient phlegmoneux, suppurant, gangréneux, et malgré les soins les plus assidus la malade succombe trois mois après son entrée. A l'*autopsie*, sérosité dans le péricarde, le cœur légèrement dilaté, sans altération des valvules, présente une consistance comme de cuir épais, le foie est sensiblement ratatiné, les reins sont légèrement hypertrophiés, bosselés et profondément décolorés, blanchâtres, offrant à leur surface de petits points blanchâtres, rudiments de granulations. La rate est le siége de plusieurs abcès métastatiques, dont la source est, évidemment, dans l'érysipèle phlegmoneux et diffus des membres inférieurs, lesquels sont abcédés et généralement infiltrés de pus.

Ce fait est des plus remarquables au point de vue de cette résorption purulente, coïncidant avec une hydropisie de Bright, et résultant d'un moyen thérapeutique dont on ne doit user qu'avec beaucoup de circonspection chez les hydropiques; ce sont les scarifications.

8o Le cas suivant, simulant très-bien la néphrite albumineuse, va révéler une lésion à laquelle on était loin de s'attendre. Une fille de seize ans, chétive, cachectique, entre à l'hôpital, affectée d'œdème universel mais léger; pouls petit, cœur tumultueux, bruit de souffle aux deux temps; orthopnée, toux, crachats colorés de sang, cyanose légère, urines fortement albumineuses dont l'émission est accompagnée d'un peu de cuisson; émollients, calmants, révulsifs, diurétiques, etc.; mort le seizième jour. A l'*autopsie* nous rencontrons dans les poumons quelques noyaux apoplectiques, le cœur n'est pas sensiblement hypertrophié, ni dilaté; cependant la valvule mitrale est épaissie, cartilagineuse et considérablement rétrécie, admettant à peine l'extrémité du doigt; les valvules aortiques sont légèrement épaissies dans quelques points, sans rétrécissement sensible de l'orifice; les reins n'offrent, pour toute lésion, qu'un peu de congestion sanguine; encore leur état pathologique est-il contestable. Nous restions convaincu du défaut de relation entre l'albuminurie et l'état des reins, lorsqu'en poursuivant les recherches, on découvre que *la vessie est criblée d'ulcérations* assez larges et profondes qui, manifestement pour nous, ont communiqué à l'urine son état albumineux.

C'est là, sans doute, un fait bien curieux à joindre aux cas d'hydropisie avec urines albumineuses qui ne dépendent pas de la maladie des reins.

L'hydropisie par albuminurie étant une maladie nouvellement connue, nous nous sommes attaché à rechercher ce qu'elle peut avoir de spécial et de distinctif relativement aux autres hydropisies, notamment en ce qui concerne le diagnostic et le traitement. Au premier point de vue, nous avons fait deux remarques qui ne sont pas nouvelles, sans doute, mais qui confirment la spécialité de cette affection : 1° Les autres hydropisies débutent à peu près constamment, soit par les extrémités inférieures (maladies du cœur, cachexie), soit par l'abdomen (obstruction du foie, de la rate); or, l'hydropisie albuminurique débute fréquemment par la partie supérieure du corps et surtout par la face et la tête elle-même. Un de nos malades reconnut qu'il devenait hydropique à ce que son chapeau lui était devenu trop étroit. Toutes les fois que nous remarquons un œdème des parties supérieures non en rapport avec l'état des membres inférieurs, nous soupçonnons l'albuminurie et nous nous trompons rarement; 2° dans les hydropisies par d'autres causes, les urines sont ordinairement rares, foncées en couleur, troubles, etc.; dans l'albuminurie les urines sont plus abondantes, pâles, claires, quoique légèrement opalines et assez semblables à du petit lait mal clarifié. A l'aspect des urines nous devinons avec assez de certitude si elles sont ou ne sont pas albumineuses. Ces deux points de diagnostic ont quelquefois donné lieu à des prévisions qui plongeaient les assistants dans une sorte d'ébahissement. Il y a plus : lorsque les urines sont fortement colorées, et que pourtant elles contiennent de l'albumine, il y a lieu de croire que celle-ci ne provient pas de maladie des reins. C'est ainsi que chez notre jeune fille ci-dessus (n° 8) les urines étaient foncées en couleur; nous avons fait la même remarque dans des cas d'albuminurie liés à une simple maladie du cœur, et sur les urines albumineuses passagères que nous avons rencontrées chez deux ou trois convalescents de fièvre intermittente, etc.; car n'oubliez pas, encore une fois, que l'albuminurie n'est pas le signe univoque de la néphrite albumineuse, et qu'elle se rencontre dans d'autres affections.

On a pu remarquer que dans nos trois autopsies où les reins furent trouvés malades, l'état granulé n'a été rencontré qu'une fois, et encore à l'état rudimentaire; donc, l'affection ne peut porter le nom de maladie *granuleuse* des reins que lui a donné le docteur Bright qui, le premier, l'a fait connaître. Mais tous ces détails ont été amplement étudiés dans les ouvrages modernes, notamment dans ceux de MM. Rayer et Martin Solon.

En ce qui concerne le traitement, la science ne possède encore que des notions incomplètes, incertaines et fort peu satisfaisantes. On a vu que nos malades, guéris ou morts, ont été traités à peu près comme on traite la plupart des hydropisies. C'est qu'en effet il n'y a rien d'arrêté en ce qui concerne le traitement spécialement indiqué par l'albuminurie.

Sydenham ayant guéri une femme hydropique en lui donnant chaque jour une once de sirop de nerprun, ajoute : « Comme j'étais jeune et sans expérience, je m'imaginai, mal à propos, que j'avais dans le sirop de nerprun un remède capable de guérir toutes sortes d'hydropises, mais je ne fus pas longtemps sans être désabusé de mon erreur » (Méd. prat., p. 495).

Je crains fort que ce ne soient des illusions de ce genre qui aient fait prôner tel ou tel médicament contre l'albuminurie; il existe même, à cet égard, certaines erreurs historiques qu'il n'est pas inutile de relever. On se rappelle le bruit que fit, il y a quelques années, la seconde écorce de sureau comme moyen hydragogue. Les praticiens s'imaginèrent pour la plupart qu'il s'agissait d'un remède nouveau; or, nous le trouvons indiqué comme usuel dans le traité de l'*hydropisie* de Sydenham. « Prenez, dit-il, trois poignées d'*écorce intérieure de sureau* que vous ferez bouillir dans une pinte d'eau et autant de lait, mêlés ensemble, et que vous réduirez à moitié pour deux prises. Le malade en prendra une le matin et l'autre le soir, continuant ainsi tous les jours jusqu'à sa guérison, » et il ajoute : « Ce remède ne guérit l'hydropisie qu'en purgeant par haut et par bas, *et nullement par une vertu spécifique* » (Méd. prat., p. 502).

Notre savant ami, M. Rayer, a mis en vogue la décoction de raifort sauvage contre l'hydropisie albuminurique. S'il ne prétend point à l'invention, d'autres pourraient y voir un remède nouveau; or, Sydenham dit encore en parlant de l'hydropisie : « Lorsque j'ai eu à traiter «des pauvres, je leur ai donné pour boisson ordinaire et «pour tout remède de la bierre forte où l'on avait mis in«fuser une suffisante quantité de racine de *raifort sau«vage*» (*Ibid.*, p. 505). Nos malades, morts ou guéris, ont tous pris la tisane de raifort; aucun ne nous paraît en avoir éprouvé de l'amélioration; le plus souvent il nous a fallu la suspendre à cause de l'excitation qu'elle occasionnait dans l'appareil digestif. On a vu que la *teinture de cantharides* aussi recommandée par M. RAYER dans l'état avancé, ne nous a pas procuré de résultats sensibles.

Il en est de même des pilules *mercurielles scillitiques* de M. MARTIN SOLON (onguent napolitain 4,00; savon médicinal, 2,00; poudre de scille, 1,00. Faites vingt-quatre pilules; donnez d'une à quatre par jour).

On vint un jour nous annoncer qu'une malade affectée d'albuminurie ayant pris une *infusion de genièvre*, l'albuminurie était disparue du jour au lendemain. Bien qu'acceptant avec défiance un fait aussi extraordinaire, nous donnâmes, et pendant longtemps, l'infusion de baies de genièvre à nos malades qui ne s'en trouvèrent pas mieux, l'albumine persistant au même point dans les urines examinées chaque jour.

Nous avions obtenu quelques heureux succès des *bains de vapeur*. Nous n'avons pas eu la même chance dans la période actuelle. Le bain de vapeur même était mal supporté par plusieurs de nos malades, ceux surtout affectés de dyspnée. Depuis longtemps on avait observé des hydropisies dissipées par le *régime lacté*. Le lait, en effet, nous a paru avantageux dans quelques cas d'albuminurie; cependant les malades s'en dégoûtent promptement et il devient souvent impossible de le continuer; je ne lui crois pas, d'ailleurs, d'autres vertus que celles d'un remède simplement adoucissant.

En somme, nous nous trouvons réduits à traiter l'hydropisie albuminurique de la même manière que les autres hydropisies, par les diurétiques, les laxatifs, les révulsifs vulgaires; c'est ainsi qu'ont guéri nos quatres malades. Cependant, en commémoration de quelques succès antérieurs, nous recommanderons spécialement : 1° les ventouses scarifiées sur la région lombaire dans l'état initial et lors de douleurs dans cette partie, puis les rubéfiants sur le même point; 2° les bains de vapeurs humides; 3° le régime lacté; le tout sans préjudice des diurétiques et de quelques révulsifs intestinaux.

Un mot sur quelques procédés chirurgicaux usités contre les hydropisies. SYDENHAM les a déjà stigmatisés en ces termes : « La ponction et les scarifications ne sont, à mon « avis, ni plus utiles, ni moins dangereuses que les vésica« toires » (*Ibid.*, p. 307).

Nous n'employons presque jamais le vésicatoire parce qu'il occasionne le plus souvent des plaies inguérissables, et qui parfois passent à la gangrène.

Nous n'usons des scarifications qu'à l'extrémité et avec appréhension, car nous en avons vu résulter les mêmes effets que des vésicatoires; elles ont occasionné le phlegmon diffus et par suite la résorption purulente auxquels a succombé notre malade du n° 7. Cependant les scarifications, dans certains cas, produisent des effets prodigieux, mais momentanés. Cette même malade en éprouva un soulagement sensible.

Appelé cet hiver à donner des soins au général C..., conjointement avec deux habiles confrères, un soir nous trouvâmes le malade qui était affecté d'un énorme anasarque par maladie du cœur; nous le trouvâmes, dis-je, dans un état d'agonie confirmée : perte de connaissance, face décomposée, sueurs froides, râle trachéal, asphyxie imminente, pouls filiforme, etc. Nous jugeâmes tous trois qu'il n'avait plus que quelques instants à vivre; cependant, et par forme d'essai, je conseillai, et nous pratiquâmes quelques scarifications sur les membres inférieurs. Nous quittâmes le malade annonçant à la famille qu'il allait expirer. Quel fut mon étonnement lorsqu'on vint me dire, le lendemain matin, que le général voulait me voir! J'y courus et le trouvai complétement *ressuscité*. Les scarifications avaient coulé avec une telle abondance que la couche du malade était traversée. Graduellement la connaissance était revenue, la peau s'était réchauffée, le pouls s'était relevé, la respiration s'était dégagée; les cuisses avaient considérablement diminué de volume, et le général ne conservait aucun souvenir de son agonie de la veille; il n'en mourut pas moins réellement huit jours après.

La ponction donne lieu à des considérations analogues. Nous avons vu précédemment une ascite avec hypertrophie du foie guérir par ce moyen; en revanche, nous avons vu récemment un malade succomber quinze ou vingt heures après la parenthèse. Pour ce qui est de l'hydropisie albuminurique, nous avons vu deux fois dans un court espace de temps, la ponction abdominale être suivie de péritonite plus ou moins aiguë et entraîner la mort en quelques jours. Aussi ne pratiquons-nous cette opération qu'à notre corps défendant, et alors que la distension de l'abdomen occasionne l'imminence d'asphyxie.

Une maladie qui a certains rapports avec la précédente est le *diabétès sucré,* affection dans laquelle ce n'est pas de l'albumine, mais du sucre, que les urines charrient; maladie à l'égard de laquelle la sagacité des expérimentateurs s'est exercée sans arriver à des résultats beaucoup plus satisfaisants que pour l'albuminurie; car bien rares sont les cas où le diabétès ait été suivi de guérison avérée. Cependant des travaux récents et très-remarquables, faits par M. BOUCHARDAT (ANNUAIRE DE THÉRAPEUTIQEE, 1840-1841), font concevoir de belles espérances, dont le monde médical doit vivement désirer la réalisation. M. BOUCHARDAT pense avoir constaté que le sucre du diabète qu'il appelle *glucosurie,* est introduit dans l'économie par l'alimentation, notamment par la fécule, qui se change en sucre dans l'estomac; puis que la suspension de la transpiration est la cause première de l'anomalie de nutrition qui introduit ainsi le sucre dans l'économie. Cela posé, le traitement était facile à instituer; c'est ce traitement que nous avons essayé chez un de nos malades.

9° Un homme de trente-quatre ans, ancien soldat, s'est aperçu, il y a quatre mois, que ses urines augmentaient de quantité. Divers traitements sont restés sans résultat. A son entrée, nous constatons par la gustation l'état sucré des urines dont le malade rend de dix à douze litres par jour. Traitement de M. BOUCHARDAT (chemise de laine; potion: infusion de pariétaire, 120,00; chlorhydrate d'ammoniaque, 2,00; alcool, 8,00; à prendre par cuillerée de deux en deux heures. Infusion de camomille pour tisane; opium, 0,10 en deux pilules. Le *quart* de pain, viande, légumes, vin). Pendant quinze jours nous trouvons bien une notable diminution des urines; mais elles restent sucrées, et, en fait, nous sommes loin des résultats si beaux et si prompts que promet M. BOUCHARDAT. Enfin nous apprenons que notre malade, en apparence si docile et résigné, nous trompe sur tous les points; il se procure du pain en grande quantité, boit en cachette et dissimule une partie de ses urines, etc. Après des exhortations inutiles nous renvoyons le malade, n'espérant rien de nos avis et de nos peines.

10° Qu'est-ce que le *diabète insipide* ou polyurie? Tous les auteurs le signalent et pas un ne s'est donné la peine d'en traiter *in extenso*. Nous ne sommes pas en mesure de mieux faire, et nous nous bornerons à signaler le cas d'un homme de trente-sept ans qui entra dans notre service, se plaignant d'uriner très-abondamment et de boire à l'avenant. Nous le mîmes à l'usage d'une limonade sulfurique et de l'extrait d'opium dont il prit jusqu'à 0,40 (huit grains) par jour. La soif et la polyurie diminuèrent notablement et le malade sortit à peu près guéri au bout d'un mois.

Le *cancer du rein* est une maladie assez rare. Sous ce rapport, ainsi que sous celui de la profonde obscurité du diagnostic, l'observation suivante est digne d'intérêt:

11° Un homme de cinquante-trois ans, de forte constitution, se dit affecté depuis trois mois d'une tumeur dans l'abdomen, laquelle offre, lors de l'entrée, le volume d'une tête de fœtus; elle occupe le flanc droit et paraît assez superficielle pour qu'on puisse supposer qu'elle a pris naissance dans les parois de l'abdomen; du reste, on n'ose se prononcer sur son siége et sur sa nature; il y a œdème des membres inférieurs et un peu de liquide dans le péritoine. Saignées locales, onctions mercurielles, laxatifs, pilules de calomel et de savon, de ciguë; scille, digitale, nitre. Le malade sort au bout de deux mois, guéri de l'anasarque et conservant la tumeur du ventre. Il rentre deux mois après; l'hydropisie s'est reproduite : diurétiques, mercuriaux, drastiques, ponction abdominale, etc. Le mal fait des progrès et le malade succombe deux mois après sa seconde entrée. La fonction urinaire n'a jamais paru altérée. A l'*autopsie* on trouve à la place du rein droit une énorme tumeur encéphaloïde à divers degrés, enveloppée d'une poche comme fibreuse qui paraît être l'enveloppe du rein dilatée; le parenchyme du rein est reconnaissable sur un point de cette tumeur; on distingue les calices et le bassinet dilatés, ainsi que l'origine de l'uretère; cette tumeur, de trente centimètres d'épaisseur, englobe la veine cave, laquelle est remplie d'une bouillie rougeâtre (encéphaloïde ramolli), depuis sa division en iliaques jusqu'au voisinage de son embouchure dans l'oreillette droite. Le rein gauche est hypertrophié, un peu pâle, et contient quelques noyaux de matière encéphaloïde; le foie contient aussi quelques marrons cancéreux. Voilà donc une énorme dégénérescence du rein à laquelle on n'a songé, pendant la vie du malade, que pour en faire ressortir le peu de probalité.

12° Chez un homme de cinquante-sept ans, une *cystite* s'est déclarée à la suite du traitement d'une blennorrhagie par les injections astringentes. Les saignées locales, les bains, les émollients, l'opium, ont dissipé la cystite dans l'espace de vingt jours.

§ 4. *Péritoine et ses annexes.*

Déjà nous avons rencontré, et peut-être rencontrerons-nous encore bon nombre de cas de péritonite compliquées ou consécutives ; il s'agit ici de péritonites primitives ou simples.

1º Une femme de vingt-huit ans ressentit, il y a une vingtaine de jours, une douleur sourde dans l'abdomen, par suite de laquelle le ventre se gonfla graduellement ; elle entre avec une ascite volumineuse, sensibilité assez marquée du ventre à la pression, un peu d'œdème des membres inférieurs (ascite par péritonite sub-aiguë). Saignées locales, onctions mercurielles, laxatifs, diurétiques, bains tièdes et de vapeur, etc. L'ascite se résout en grande partie et permet de percevoir une tumeur abdominale occupant la région de l'ombilic ; elle a la forme d'un croissant dont les cornes regardent le foie et la rate ; elle paraît adhérer aux parois abdominales. Cependant la malade languit, l'anasarque se reproduit ; des scarifications, un vésicatoire à la cuisse amènent un peu de dégorgement. Pendant tout le cours de la maladie on remarque une petite toux sèche et quelques râles muqueux dans le thorax. Des accidents gastriques achèvent d'épuiser la malade qui succombe après trois mois de séjour. A l'*autopsie* l'on trouve que la tumeur abdominale est constituée par un épaississement squirrheux du grand épiploon, le péritoine est parsemé de granulations comme tuberculeuses, la rate contient quelques noyaux de matière blanchâtre (encéphaloïde). Ce qu'il y a de plus remarquable, c'est qu'au sommet des deux poumons existe une dégénérescence de tissu formant des masses blanches, compactes, criant sous le scalpel, sans tubercules; c'est évidemment un squirrhe des poumons.

2° Une femme de vingt et un ans, allaitant un nourrisson, est prise, il y a huit jours, de douleurs vives dans l'abdomen. Elle entre avec des signes de *péritonite* bien dessinés; les seins sont engorgés; applications de sangsues répétées, émollients, etc. Nous lui faisons rendre un nourrisson qu'elle allaite pendant les huit jours que dure sa maladie à l'état aigu, sans qu'il en résulte aucun accident pour l'enfant, tandis que la malade en éprouve du soulagement. C'est uniquement en raison de cet allaitement continué pendant une maladie grave, que nous mentionnons cette observation qui, du reste, n'offre rien que d'ordinaire. La malade sortit guérie vingt jours après son entrée.

3° Une femme de trente-cinq ans entre avec de l'anorexie, des nausées et un peu de diarrhée qui durent depuis un mois; sangsues à l'épigastre, émollients. La malade refuse de se soumettre à la diète, et se procure des aliments; sept jours après son entrée elle éprouve tout à coup une vive sensibililé avec ballonnement du ventre, vomissements verdâtres, pouls petit, serré, fréquent, face grippée (*peritonite*): saignées locales répétées, bains prolongés, onctions mercurielles jusqu'à salivation, moyennant quoi la péritonite est domptée dans l'espace d'une dizaine de jours; mais l'extrême indocilité et l'intempérance de la malade font passer à l'état chronique l'affection qui dégénère en ascite rebelle. Pourtant, grâce à des moyens appropriés et variés, suivant les graves accidents qui traversèrent cette longue maladie, cette femme put sortir après trois mois de traitement, conservant néanmoins une ascite assez prononcée. Nous avons pu suivre graduellement le passage de la péritonite aiguë à l'ascite permanente par péritonite chronique et latente ; fâcheuse dégénérescence que la malade doit certainement à sa stupide indocilité.

§ 5. *Hydropisies du tissu cellulaire.*

Parmi les maladies des appareils sécréteurs, il nous paraît rationnel de placer certains cas d'*anasarque* dont nous n'avons pu découvrir la cause déterminante dans aucun des organes dont la lésion occasionne ordinairement l'hydropisie (cœur, foie, rate, reins, etc ).

1° Un homme de trente ans, scrophuleux, cachectique, cocher de son métier, nous est apporté dans un état d'infiltration générale; il meurt dans la journée. Pour expliquer cette hydropisie universelle, nous ne trouvons à l'*autopsie* qu'un peu d'engouement pulmonaire, circonscrit à la base, et une légère hypertrophie du foie. Nous nous demandons si ce n'est pas là un de ces anarsarques qu'on observe dans certains cas de cachexie avancée (cancéreuse, tuberculeuse, scrophuleuse, etc.), et qui méritent le nom d'*hydropisie cachectique?* genre d'hydropisie beaucoup trop fréquent aux yeux des praticiens étrangers à l'étude des lésions organiques, mais qui n'en est pas moins réel, et qu'il convient de conserver dans le cadre nosologique. A lui se rattache, sous certains rapports, cet *œdème des convalescents* qu'on observe si fréquemment, plutôt comme résultat de maladies prolongées, que comme conséquence d'évacuations sanguines trop abondantes, quoi qu'on en ait dit pour déprécier ce puissant moyen thérapeutique, lequel pourtant, il faut le dire, peut, dans certains cas, amener ce résultat.

2° Un homme de quarante-six ans, journalier, entre, affecté, depuis six jours, d'un œdème des membres inférieurs, dont nous ne pouvons parvenir à déterminer la cause organique; le repos, la diète et quelques diurétiques procurent la résolution dans l'espace de dix jours. C'est là un exemple de cet *anasarque* qu'on appelle *essentiel,* vu l'impuissance où l'on est d'en déterminer la cause réelle.

Ceci nous conduit à mentionner une autre espèce d'hydropisie dont les modernes s'attribuent l'invention que les anciens peuvent revendiquer à plus juste titre : c'est l'*hydropisie active* ou *pléthorique,* dont voici un exemple.

3° Un homme de quarante-trois ans, de bonne constitution, tanneur, entre à la clinique au mois d'août 1841. Il y a trois semaines qu'il éprouva des étourdissements, de la dyspnée, du malaise général, puis insensiblement les extrémités inférieures s'infiltrèrent, l'œdème gagna la cuisse et même les parties génitales. C'est dans cet état qu'il se présente ; il n'a jamais eu de rhumatismes, de palpitations de cœur, de fièvres intermittentes, d'ictère, etc. Nous ne pouvons constater aucune lésion viscérale ; le pouls est régulier, plein, résistant, la peau est assez chaude, le facies légèrement coloré. A ces signes nous croyons reconnaître un anasarque par pléthore : *saignée* de 500,00, chiendent nitré, frictions sur les membres avec solution de teinture de digitale ; les jours suivants nous ajoutons une potion avec oximel scillitique 30,00 et des bains de vapeur ; le troisième jour les parties génitales et les cuisses sont totalement désinfiltrées ; le huitième jour la guérison est complète.

Les modernes, disons-nous, se font honneur de l'invention de l'hydropisie active (Breschet), voire même de l'hydropisie par obstacle à la circulation veineuse (Bouillaud), bien que, relativement à cette dernière, les expériences de Lower (*de corde*) aient ouvert la voie. Or voici un passage assez curieux de Stoll : « J'en observais une certaine « espèce (d'hydropisie) qui a bien été décrite par-ci par-là, « mais qui est peu connue dans la pratique, et que par « cette raison on traite quelquefois fort mal. Voici ce que « j'appelais *hydropisie pléthorique :* Ses causes étaient « presque l'opposé de celles des autres espèces d'hydro- « pisies, c'est-à-dire la pléthore.... d'où il arrivait que les « vaisseaux sanguins trop distendus laissaient échapper « facilement la partie aqueuse qu'ils avaient ensuite peine « à reprendre.... de même que dans les derniers temps de « la grossesse, la compression des veines iliaques occa- « sionne, etc..., de même chez les pléthoriques la colonne « de sang trop considérable pour être contenue sans gêne « dans les vaisseaux et ramenée facilement vers le cœur, « produit l'hydropisie » (Méd. prat., t. III, p. 262).

Ainsi, voilà Stoll qui, non-seulement indique l'hydropisie active (pléthorique), mais qui encore l'explique par l'obstacle au cours du sang, tout aussi mécaniquement qu'on le ferait aujourd'hui ! C'est que ceux qui déblatèrent contre l'organicisme, sous prétexte qu'il est d'invention moderne, auraient bien besoin de lire les anciens qu'ils calomnient avec la louable intention de les défendre; et, réciproquement, ceux qui exaltent le présent aux dépens du passé puiseraient une utile leçon de modestie dans l'étude attentive de l'antiquité.

En somme, nous avons observé dans cette période vingt-quatre cas de maladies des organes sécréteurs, chez quatorze hommes et dix femmes ; huit de ces cas ont été suivis de mort, dont un cas de cancer du foie, quatre d'albuminurie, un de cancer du rein, un de squirrhe de l'épiploon et du poumon et un d'anasarque cachectique, mort le jour de l'entrée. Toutes affections au-dessus des ressources de l'art.

## CLASSE V. — MALADIES DE L'APPAREIL CÉRÉBRO-SPINAL.

### § 1. *Centres nerveux.*

Aux maladies de l'encéphale, nous croyons devoir rapporter six cas de *céphalalgie*, de cause inconnue, observés chez six hommes, et qui cédèrent à divers moyens (révulsifs, réfrigérants, saignées, laxatifs, calmants, etc.).

Dans la période que nous parcourons se trouvent compris deux hommes affectés d'accidents consécutifs à cette *méningite épidémique*, dont nous avons longuement esquissé l'histoire (GAZETTE MÉDICALE DE PARIS, mai 1842); l'un, atteint de faiblesse dans les membres, subit, sans succès marqué, divers traitements, et sortit non guéri de sa semi-paralysie ; l'autre, atteint d'entérite chronique, succomba dans le marasme : à l'autopsie l'on constata de nombreuses ulcérations du gros intestin.

Dans le mémoire que nous avons publié au sujet de cette épidémie, nous avons eu pour but de constater que les épidémies n'étaient, pour la plupart, que des maladies en tout semblables aux mêmes affections à l'état sporadique, et que notre méningite encéphalo-rachidienne ne différait en rien de la même affection observée à l'état isolé ; qu'enfin l'étonnement et la terreur avaient faussé le jugement des médecins à l'égard de ces calamités que l'on s'obstinait à considérer comme des événements essentiellement différents de ce qui s'observe ordinairement. Nous avons à l'appui de notre thèse invoqué les faits et le raisonnement ; qu'il nous soit permis de produire ici une grave autorité qui nous justifie du soupçon de prétention aux idées excentriques.

« On s'est souvent écrié, dit Stoll, qu'une cohorte nou-
« velle de fièvres s'était répandue sur la terre, lorsque ce
« n'était que la même fièvre avec de nouveaux accidents.
« Un symptôme léger et accidentel qui frappait les yeux des
« gens peu philosophes, leur faisait négliger ce qui était
« de l'essence de la maladie, comme Ixion laissa Junon pour
« embrasser un fantôme » (Méd. prat., t. II, p. 85).

« Je crains bien qu'en assignant une cause à la peste,
« nous tombions dans ce défaut si commun à l'humanité,
« savoir que notre raison, séduite par tout ce qui lui est
« peu familier, et par le merveilleux, s'envole au delà des
« objets qui sont à sa portée, et poursuit ceux qui lui
« échappent» (*Ibid.*, p. 62).

Nous ne nous attendions guère à l'objection produite par un célèbre praticien, qui fut notre maître, M. Cayol, qui qualifie de *fièvre nerveuse* notre méningite, par cela seul que l'opium nous a procuré quelques résultats favorables (Rev. méd., mai 1842). Autant vaudrait dire que l'ophthalmie n'est pas une inflammation, parce qu'elle est avantageusement modifiée par le nitrate d'argent ; que l'angine n'est par une phlegmasie, parce qu'elle cède à l'alun ; que la pneumonie n'en est pas une, parce que le tartre stibié y fait merveille ; que la péritonite n'est pas inflammatoire, parce que les mercuriaux la guérissent ; que la bronchite est une névrose, parce que l'acétate de morphine en calme les accidents, etc. Sachons donc séparer le fait pathologique du résultat thérapeutique! le premier est positif, absolu en tant que manifestation extérieure; le second est éventuel et précaire, en tant que produit des actes latents de l'organisme.

S'il nous fût resté quelques doutes sur l'identité de nature de notre épidémie et de la méningite sporadique, ces doutes eussent été irrévocablement détruits par le fait de cet homme que vous avez vu, il y a quelques mois, présentant tous les signes fondamentaux observés pendant l'épidémie: céphalalgie, opisthotonos, délire et jusqu'à ce singulier herpès labial. Eh bien, encore ici, dans ce cas isolé, plus d'un an après l'extinction de l'épidémie, l'opium, après les saignées préalables, nous procura les résultats les plus heureux.

Dans cette période d'une année, six cas *d'apoplexie* (hémorrhagie cérébrale) sont passés sous nos yeux; en voici le sommaire:

1° Homme de soixante-dix ans; pendant une quinte de toux, perte de connaissance; hémiplégie incomplète du côté droit. Bientôt la connaissance revient, l'hémiplégie reste. Entré le cinquième jour de l'accident, vierge de tout traitement; 15 sangsues aux mastoïdes, émollients. Le troisième jour il ne reste plus qu'un peu de paralysie de la face; les membres droits ont recouvré leur vigueur.

2° Homme de cinquante-huit ans. Tout à coup et sans cause connue, vertiges sans perte complète de connaissance, hémiplégie incomplète du côté gauche. Saignée, ventouses à la nuque, laxatifs, rubéfiants. Le huitième jour, il ne reste plus qu'un peu de faiblesse dans les membres paralysés.

3° Femme de soixante-six ans, à l'hôpital pour une bronchite, se réveille un beau matin avec hémiplégie incomplète du côté gauche. Saignée, deux applications de sangsues, vésicatoire à la nuque, purgatifs. L'hémiplégie persiste au même degré. Après six semaines, évacuée aux incurables.

4° Homme de soixante-quatorze ans; il y a cinq semaines, hémiplégie subite et incomplète du côté gauche, perte de connaissance promptement dissipée, mais à laquelle succèdent la surdité et des vertiges permanents. Ventouses, vésicatoire à la nuque, laxatifs; puis strychnine pendant longtemps. Sort soulagé, mais non guéri après trois mois de séjour.

5° Homme de vingt-huit ans. Il y a dix-huit mois, attaque d'apoplexie. Il conserve une paralysie incomplète du côté gauche. A part les moyens accessoires, strychnine portée successivement jusqu'à 0,10 (2 grains), pendant cinq semaines; secousses vives, point de soulagement. Vésicatoires, arnica; puis strychnine par la méthode endermique pendant vingt jours. Point de résultat. Sorti non guéri après dix mois de traitement.

6° Femme de cinquante-sept ans. Céphalalgie et vertiges habituels, depuis plusieurs années, augmentés quelques jours avant l'attaque, accompagnés de vacillations et de bégaiement; il y a sept jours: perte de connaissance, paralysie complète du sentiment et du mouvement du côté gauche du corps. Saignée, sangsues aux oreilles. A son entrée: hémiplégie complète, diarrhée; sangsues répétées, sinapismes, réfrigérants, vésicatoires; affaissement; morte le dixième jour, seizième de l'attaque. A *l'autopsie*: foyer sanguin, du volume d'un œuf, dans l'hémisphère droit du cerveau, entamant le corps strié et la couche optique, rempli de caillots de sang noir mêlé à du détritus cérébral. Le ventricule latéral est rempli de sang noir et liquide. Hypertrophie concentrique du cœur, valvules aortiques ossifiées à la base. Entérite villeuse du gros intestin.

Tout réguliers que ces faits paraissent être, ils comprennent cependant certains enseignements bons à recueillir: Ainsi, l'apoplexie ne peut pas être rigoureusement définie une *perte subite du sentiment et du mouvement*, car on voit, 1° que chez le n° 6 il y a eu de notables prodromes (vertiges, bégaiement) pendant un temps prolongé, et l'autopsie a révélé l'apoplexie pure; 2° chez le n° 2 il n'y a point eu perte complète du sentiment et de l'intelligence. Les cas ne sont pas rares où l'intelligence est conservée par les apoplectiques au moment de l'attaque. On sait, que ce fut pendant une leçon qu'il n'interrompit point, que l'illustre DUPUYTREN fut frappé d'une hémiplégie faciale, dont la nature apoplectique fut constatée à l'autopsie. 3° chez notre n° 5 l'hémiplégie survint pendant le sommeil. C'est le second fait de ce genre que nous observons, et nous avons connaissance de plusieurs autres. On ne sait alors ce qui se passe chez les apoplectiques. Ce qu'il y a de moins étonnant dans ces cas, ce n'est pas la non-interruption du sommeil, mais bien le réveil. Quoi qu'il en soit, cette circonstance est une indication des mesures hygiéniques à prendre à l'égard des individus prédisposés à l'apoplexie.

A ce propos, nous ne pouvons partager entièrement le scepticisme absolu de M. ROCHOUX à l'égard de certaines circonstances réputées prédisposantes à l'apoplexie. C'est ainsi que sur nos six malades, cinq avaient passé l'âge de cinquante-sept ans. Donc la vieillesse est une prédisposition ; la plupart avaient une forte constitution, la tête volumineuse, et le cou large et court. Le seul sujet qui ait succombé portait une hypertrophie du cœur avec ossification des valvules aortiques ; donc ces conditions pourraient bien ne pas être indifférentes.

Si la division de l'apoplexie en *faible*, *moyenne* et *forte* est rationnelle en elle-même, elle offre pourtant quelques obscurités quant au diagnostic et au pronostic. Ainsi, chez les n^os^ 5 et 4, bien que l'attaque parût peu grave, les accidents ne s'en montrèrent pas moins très-rebelles, et, bien que chez le n° 5 elle eût été prise *ab ovo*, elle n'en résista pas moins au traitement ; tandis que d'autre part il est assez étonnant que le n° 6 ait vécu seize jours, conservant sa connaissance avec les désordres énormes rencontrés à l'autopsie.

Rien ne semblerait plus clair et mieux établi que les indications curatives de l'apoplexie, et pourtant il se commet journellement, dans la pratique, des inconséquences flagrantes au sujet du traitement. Qu'espérer, par exemple, de l'arnica, de la valériane et autres nervins contre un corps étranger et une désorganisation du cerveau ? Ces moyens, le plus souvent illusoires, peuvent tout au plus être appliqués, à titre d'essai, dans les apoplexies anciennes et en voie de résolution. Il en est à peu près ainsi de la strychnine elle-même, qui échoue le plus souvent, il faut le dire (n^os^ 4 et 5), et qui n'est pas sans danger, surtout dans les apoplexies récentes, où elle peut susciter le ramollissement.

C'est en effet à prévenir le ramollissement périphérique à l'épanchement, plutôt qu'à opérer la résorption du caillot et la cicatrisation du cerveau, que doivent tendre les efforts de l'art. Ces deux derniers effets sont entièrement sous l'empire de la nature, dont nous ne pouvons que surveiller l'action. Aussi, après avoir modéré la raptus encéphalique par la saignée, les réfrigérants, les dérivatifs internes et externes, c'est encore aux mêmes moyens, appliqués avec prudence et discernement, qu'il nous faut recourir pour prévenir le ramollissement inflammatoire et les récidives. Ce sont là les seuls moyens rationnels et réellement efficaces, le reste est tout à fait précaire, illusoire même, sinon dangereux. Tels sont les principes acquis à la science et par la science moderne, que l'empirisme s'efforcerait vainement de détruire.

Le cas suivant s'est offert avec les signes du *ramollissement cérébral*. Un homme de soixante-six ans est affecté depuis six mois de céphalalgie, vertiges, éblouissements, titubation, faiblesse, fourmillements, soubresauts dans les membres, surtout les inférieurs. Quelques évacuations sanguines, les rubéfiants et les laxatifs, lui procurent quelque soulagement; il sort après cinq semaines, conservant un peu de bégaiement et de faiblesse dans les jambes.

On commence à revenir un peu de la terreur attachée jusqu'ici au ramollissement cérébral. Des travaux assez récents, notamment ceux de MM. DECHAMBRE et DURAND FARDEL, ont démontré la curabilité de cette affection tant sur le cadavre que sur le vivant; néanmoins ce sera toujours une maladie dont le pronostic est des plus graves. Le fait suivant nous montrera un *ramollissement cérébral compliquant l'apoplexie.*

Un homme de soixante-cinq ans fait, il y a cinq semaines, une chute, déterminée par des vertiges, sans perte de connaissance, et reste frappé d'une semi-paralysie des membres inférieurs, plus marquée à gauche, sans affaiblissement notable des membres supérieurs. Saignée, révulsifs. Au moment de son entrée, on constate : céphalalgie, vertiges, paraplégie incomplète ; on remarque pourtant que la langue dévie d'un côté. Puis apparaît la contracture dans le bras gauche, puis dans le droit, puis les doigts eux-mêmes sont contracturés ; il survient de l'opisthotonos, puis du délire, puis de l'insensibilité, de la stupeur ; escarres au sacrum, épuisement, râle trachéal et mort, le vingtième jour de l'entrée, cinquante-cinquième de la maladie. A l'autopsie, on trouve dans l'épaisseur et à peu près au centre du corps calleux, un petit caillot sanguin, aplati, de quelques lignes (0,02) de diamètre, autour duquel la substance cérébrale est d'un rouge jaunâtre, pointillée de noir, friable, dans un à deux centimètres de rayon. La pie-mère est épaissie, l'arachnoïde de couleur laiteuse ; dans les ventricules existe une certaine quantité de sérosité floconneuse, etc.

Remarquez cette paralysie et cette contracture *des deux côtés*, coïncidant avec une altération *centrale* du cerveau (corps calleux).

Quoi qu'il en soit de l'incertitude qui règne aujourd'hui quant à la valeur des signes distinctifs des maladies de l'encéphale, la contracture n'en reste pas moins, pour nous, le meilleur signe du ramollissement. Ce signe précieux peut manquer sans doute, mais quand il existe, il est d'une valeur réelle, sinon absolue. De même que l'apoplexie peut être précédée de prodromes, le ramollissement peut se déclarer subitement, ce qui jette une obscurité réelle sur le diagnostic différentiel de ces deux affections : en sorte qu'on ne peut trop se montrer circonspect à cet égard. Quant au traitement, les bases en sont les mêmes que pour l'apoplexie, à cela près, peut être, qu'il faudra user des saignées et des révulsifs moins largement mais avec plus de persévérance que dans cette dernière, toujours en raison des indications particulières et des forces du malade.

A quel genre de lésion encéphalique rapporterons-nous les cas suivants ?

1° Un homme de soixante-neuf ans, de forte constitution, au teint fleuri, est affecté depuis quatre ans de démence légère et de paraplégie incomplète, laquelle a fait de notables progrès depuis quelques mois. Malgré les révulsifs et de légers toniques, l'affaissement survient, il se forme des escarres au sacrum, et le malade succombe. A *l'autopsie* on trouve un peu de sérosité sous l'arachnoïde, et un léger épaississement de cette membrane. La substance cérébrale offre partout une consistance normale. Nulle part de foyer apoplectique ou de lésion quelconque, si ce n'est que la substance grise est plus foncée, et que la substance blanche elle-même, au lieu du blanc laiteux qui la distingue, offre une *teinte générale de café au lait*. Rien de particulier dans la moelle épinière.

2° Une fille de vingt-deux ans, figurante au théâtre, de mœurs dissolues et passionnées, est prise tout à coup, au sujet, dit-on, d'une contrariété d'amour, d'un délire aigu général, avec gestes violents, vociférations, etc. (manie aiguë). Après deux jours de cet état on l'apporte à la clinique, où l'élève de garde administre avec difficulté, en raison de l'agitation de la malade, le tartre stibié à haute dose, l'opium, les révulsifs. Nous la voyons le lendemain : pâleur, prostration, silence, pouls petit, fréquent, res-

selles de sang pur et en caillots. Acidulés astringents. Alors apparaissent des vertiges, de l'abattement ; soif, douleur abdominale, taches rosées lenticulaires sur l'abdomen. L'entérite folliculeuse est manifeste : émollients, sédatifs. Agitation, plaintes, délire passager, spasmes, sueurs, quelques vomissements, selles irrégulières, mouvement fébrile variable. Nous persistons dans l'expectation, et au bout d'un mois les accidents sont calmés, le malade est convalescent. Voilà, nous le croyons, une fièvre ataxique, comme on dit, mais d'une physionomie toute particulière.

Nous arrivons à l'exposition de deux cas de *tétanos* promptement suivis de mort.

1° Un homme de vingt-huit ans reçoit à la tête un coup de bâton qui divise les téguments dans l'étendue de quatre centimètres, jusqu'au péricrâne. Sans s'occuper de sa blessure, il continue de vaquer à ses habitudes pendant huit jours. A cette époque il est pris tout à coup de trismus, opisthotonos, etc. ; en un mot de tétanos modèle. Il nous est apporté le lendemain. Saignée, ventouses scarifiées le long du rachis ; bain. Nous le voyons le jour suivant : même état que la veille, sangsues aux apophyses mastoïdes. Mort dans la soirée. A *l'autopsie* nous constatons, pour toute lésion, une légère injection de la pie-mère, et une notable quantité de sérosité à la base du crâne et dans le canal rachidien.

2° Femme de cinquante-six ans. Depuis deux jours, tétanos complet, survenu deux jours après un bain froid. Douze sangsues aux apophyses mastoïdes. Nous la voyons le lendemain : même état que la veille. Saignée, ventouses scarifiées le long du dos, frictions mercurielles répétées aux cuisses, opium 0,15, en trois pilules. Mort dans la journée. *A l'autopsie*, engorgement des sinus cérébraux, léger piqueté de la substance cérébrale. Poumons gorgés de sang noir.

Ces deux cas ont été trop promptement funestes, pour qu'on puisse rien conclure à leur égard. Ce qu'ils offrent de plus saillant, c'est l'insignifiance des lésions anatomiques. Nous pourrions citer d'autres cas, où de belles lésions inflammatoires furent rencontrées ; mais il faut le dire, ces cas expressifs sont les plus rares, surtout lorsque la mort survient aussi rapidement. Laissant donc de côté les indications basées sur les caractères anatomiques, et n'en référant qu'à la physionomie des symptômes, il est impossible de ne pas reconnaître dans le tétanos une maladie sthénique. C'est pourquoi nous avons cru devoir débuter par les évacuations sanguines. Que si nous eussions eu le temps d'agir, persuadés que nous sommes de l'impuissance des antiphlogistiques dans la plupart des cas, nous fussions arrivé promptement à l'administration de l'opium à dose croissante. Nous avons pu, dans des cas analogues, le porter jusqu'à la dose de deux et trois grammes par jour, et pourtant l'opium aussi a trompé nos espérances ; de sorte que si l'on arguait du *naturam morborum ostendunt curationes*, on pourrait aussi bien nier l'essence nerveuse que la nature inflammatoire du tétanos. C'est un remède purement empirique ; l'onguent mercuriel en frictions, administré après les moyens précédents, qui, dans deux cas, nous a paru procurer la guérison ; aussi nous empressions-nous de l'appliquer à notre second sujet, mais la rapidité du mal ne nous l'a pas permis.

Nous ne dirons rien d'un homme *épileptique* depuis deux

ans, qui n'est passé dans notre service que pour entrer aux incurables. Seulement il servira de prétexte à une remarque historique. L'épilepsie est une de ces affections contre lesquelles on a usé toutes les ressources de la thérapeutique, et ce n'est pas sans un pénible étonnement qu'on voit chaque jour renaître des moyens explorés et oubliés depuis longtemps. On lisait dernièrement dans les journaux des articles laudatifs sur l'extrait de belladone. Or, vous trouverez dans le livre de STOLL, t. III, p. 358 et suivantes, des exemples d'épilepsie traitée par l'extrait de belladone, de même que vous y trouverez, *passim*, des coliques de plomb traitées par la *méthode de la charité* (opium et purgatifs), des affections de divers genres traitées par *l'émétique à haute dose* (six ou huit grains dans une potion), etc. *Nil novum sub sole*.

Nous avons observé plusieurs cas *d'hypochondrie*, dont nous n'essayerons pas d'esquisser les caractères, aussi variables que les conceptions imaginaires d'un cerveau dérangé. Nous les mentionnons cependant ici pour bien établir que pour nous l'hypochondrie est une névrose appartenant au genre aliénation mentale.

Cette opinion étonnera les praticiens, en grand nombre, habitués à considérer l'hypochondrie comme le résultat d'une affection viscérale, d'une *obstruction* abdominale, hépatique, mésentérique, hémorrhoïdaire ou autre, qu'il convient d'attaquer par les purgatifs, les amers, les fondants, etc. Nul doute que les affections abdominales ne soient une cause puissante d'hypochondrie; mais, d'une part, elles n'existent pas toujours, et, d'autre part, ce ne sont pas elles qui forment l'essence de l'hypochondrie, laquelle est évidemment une aberration intellectuelle, en un mot une *monomanie* caractérisée par la supposition d'une maladie purement imaginaire, ou par l'exagération d'une maladie réelle. Cet état mental pourrait recevoir le nom de *nosomanie*.

Son traitement doit donc être dérigé 1° sur la maladie réelle, s'il en existe; 2° sur l'aberration mentale. On conçoit que les moyens doivent être aussi variables que la nature des affections; aussi n'entrerons-nous pas dans des détails nécessairement incomplets. Disons seulement que les hôpitaux sont le lieu le moins favorable au traitement moral de l'hypochondrie, sans cesse avivée par le spectacle des douleurs d'autrui, sans parler des adjuvants hygiéniques qui manquent nécessairement dans cette position. Aussi n'entreprenons-nous guère de guérisons radicales, et renvoyons-nous les malades dès que leur état physique nous permet de le faire.

### § 2. *Organes des sens.*

#### Art. 1er. *Maladies de l'œil.*

Deux ou trois cas d'*ophthalmies* se sont offerts comme complications d'autres maladies; nous les passerions sous silence, si nous n'éprouvions le besoin d'ajouter notre assentiment à celui de la plupart des praticiens en faveur de quelques moyens d'une efficacité réelle. Ainsi, dans la *conjonctivite*, quelle que soit sa cause, spécifique ou non, nous usons, toujours avec plus ou moins d'avantages, lorsque la réaction inflammatoire n'existe pas ou n'existe plus :

1° Du *laudanum* instillé *par gouttes*, matin et soir

entre les paupières. C'est ainsi que nous avons dompté une vive ophthalmie survenue chez un sujet affecté d'eczéma impétigineux général ;

2º Du *nitrate d'argent* en solution (à 1/10 ou 1/20) ou même du crayon promené sur les surfaces malades dans les cas de conjonctivite variqueuse, avec chémosis, avec flux muqueux ou puriforme ; dans la blépharite ; dans les ulcérations de la cornée, etc. Les autres moyens topiques, usités dans l'ophthalmie externe nous ont paru beaucoup moins efficaces.

Nous avons été assez heureux pour ne pas rencontrer de ces ophthalmies internes, si fâcheuses et si rebelles, par cela même qu'elles échappent aux modificateurs directs.

### Art. 2. *Maladies de l'oreille.*

Nous avons observé deux cas d'*otite* remarquables sous plusieurs rapports.

1º Une femme de trente ans est affectée d'otite avec écoulement du côté gauche ; depuis huit jours, la malade éprouve des vertiges ; hier du délire s'est manifesté. Lors de l'entrée, plaintes, subdélire, dilatation des pupilles, paralysie incomplète du sentiment et du mouvement des extrémités inférieures ; point d'écoulement par l'oreille. Sangsues aux mastoïdes, vésicatoire à la nuque, mort le même jour. A *l'autopsie* l'on trouve : engorgement des sinus cérébraux, vive injection de la pie-mère, sérosité lactescente, pus concret sur divers points de l'encéphale, abcès dans la substance du rocher, communiquant avec l'oreille interne qui est en partie désorganisée ; l'oreille moyenne présente aussi une désorganisation considérable de ses parties ; elle est remplie de pus ; le tympan est détruit. La caisse présente une perforation de ses parois osseuses, par laquelle elle communique au moyen d'un trajet fistuleux jusque sous la peau, à un pouce au devant du conduit auditif externe. Ce qu'il y a de très-remarquable, c'est que tous ces désordres sont séparés de l'encéphale par la dure-mère, qui est saine de ce côté ; la partie correspondante de l'encéphale n'étant pas plus affectée dans ce point que dans les autres. Voilà donc une méningite suppurée, résultant évidemment d'une otite, laquelle n'a pas agi par propagation du mal puisqu'il existe en quelque sorte une barrière intacte (la dure-mère) entre elle et les parties affectées de l'encéphale. C'est là ce que les anciens désignaient sous le nom impropre de métastase ; il y a eu propagation du mal, mais sans lésion des parties intermédiaires.

2° Un homme de quarante-quatre ans, de bonne constitution, est affecté d'otite avec écoulement et surdité de l'oreille gauche, depuis l'âge de treize ans, dit-il. Il y a six mois qu'il eut un panaris par introduction d'une épine sous l'ongle du pouce droit, affection pendant laquelle il fut pris de céphalalgie, avec douleur térébrante, ouïe dure, suppuration de l'oreille droite, symptômes qui ont persisté jusqu'à l'entrée à l'hôpital. Il existe aujourd'hui un écoulement par les deux conduits auditifs externes, tuméfaction, rougeur, comme fluxion de la face du côté droit. Sangsues aux mastoïdes, vésicatoire à la nuque, topiques émollients, calmants, laxatifs. Bientôt le côté gauche de la face se tuméfie également ; la tuméfaction des deux côtés se dissipe assez promptement ; mais, chose remarquable, le côté gauche de la face reste hémiplégique, comme dans ces cas d'hémiplégie faciale dite rhumatismale. C'est le côté de l'oreille affectée depuis l'enfance : sangsues, calmants, révulsifs ; le tout en vain. Le malade sort le vingt-cinquième jour, guéri des accidents aigus, mais conservant des bourdonnements dans la tête, un peu d'écoulement par les oreilles et son hémiplégie faciale. Il est évident pour nous, que cet homme est affecté d'ostéite ou de carie du temporal au point traversé par le nerf facial dont la lésion occasionne l'hémiplégie. Cet homme nous paraît destiné à succomber à des accidents analogues à ceux observés chez le sujet précédent.

### Art. 3. *Maladies de la peau.*

Un homme de soixante-neuf ans, reçoit sur la tête, il y a quinze jours, une tuile qui lui fait une légère plaie laquelle est cicatrisée au bout de huit jours. Trois jours après il se manifeste un *érysipèle* au front, lequel s'étend bientôt à toute la face. Il nous est apporté cinq jours après l'invasion de l'érysipèle. Prostration générale, langue brune et sèche, pouls à quatre-vingt-huit, assez dur et développé, agitation, subdélire la nuit. Saignée de 500,00, onctions d'axonge sur la face, émollients. Résolution de l'érysipèle le troisième jour, huitième de l'invasion. Mais bientôt surviennent deux parotides, la bouche est de nouveau fuligineuse, diarrhée, urines involontaires, adynamie, 12 sangsues aux parotides, émollients. La tumeur du côté droit passe à la suppuration et s'ouvre dans le conduit auditif externe, le septième jour. On continue les émollients, lavements opiacés contre la diarrhée. Convalescence le quinzième jour de l'entrée à l'hôpital.

Cette observation est des plus expressives en faveur de notre doctrine sur *l'état typhoïde :* vous voyez en effet cet état se manifester à deux reprises distinctes, l'une à l'occasion de l'érysipèle, l'autre à l'invasion des parotides. Dans les deux cas ce sont les antiphlogistiques qui triomphent promptement et de l'érysipèle et des parotides et de l'état typhoïde. Ce fait prouve en outre que la vieillesse non plus que l'état typhoïde, ne contre-indiquent absolument les débilitants.

Un homme de cinquante-quatre ans est affecté depuis huit jours *d'impétigo* sur divers points de la face. Topiques émollients, bains, laxatifs. Limonade sulfurique. Des furoncles se manifestent sur divers points du corps. Le malade, impatient, sort incomplétement guéri le vingt-troisième jour.

Un homme de vingt-quatre ans, de belle constitution, tempérament sanguin-lymphatique, est affecté depuis quatre jours, sans cause connue, d'*eczéma impétigineux*, généralisé sur diverses parties du corps, notamment à la face où il simule un érysipèle. Attaqué par la saignée, les bains, les tempérants et la pommade d'oxyde de zinc (oxyde de zinc 4,00, axonge 50,00), l'eczéma se résout en quelques jours. Une conjonctivite aiguë s'empare des deux yeux; les instillations de laudanum en procurent la résolution. Nous avions lieu de croire la malade guéri, lorsque, tout à coup, l'eczéma impétigineux fait explosion de nouveau, avec autant d'intensité que la première fois : tempérants, bains, laxatifs, pommade d'oxyde de zinc; résolution prompte. Enfin une troisième éruption, compliquée de miliaire et de furoncles, apparaît encore. Les mêmes moyens sont suivis du même résultat que précédemment; mais cette fois la guérison paraît solide, et le malade sort après deux mois et demi de séjour à l'hôpital.

Un homme de dix-huit ans est entré avec une *urticaire* éphémère (*urticaria evanida*). Tempérants, un laxatif; guérison le cinquième jour.

Nous avons observé six cas de *variole* chez cinq hommes et une femme; en voici l'analyse :

1° Homme de vingt-six ans, vacciné; éruption le sixième jour de l'invasion, émollients, desquammation le cinquième jour de l'éruption. Pustules dans la bouche et sur l'œil, produisant une ophthalmie tendant au chémosis; collyre laudanisé, résolution en quelques jours (varioloïde).

2° Femme de trente ans, vaccinée; éruption le troisième jour, émollients : dessiccation le douzième jour, neuvième de l'éruption (varioloïde).

3° Homme de vingt-huit ans, vacciné; éruption le quatrième jour, émollients; dessiccation le douzième jour, huitième de l'éruption (varioloïde).

4° Homme de vingt-trois ans, vacciné; deux jours de prodromes, éruption confluente; émollients; dessiccation le neuvième jour de l'éruption (variole).

5° Homme de vingt et un ans, non vacciné. Il entre, convalescent de variole confluente, pour des ulcères consécutifs à quelques pustules. Pansements doux, émollients, guérison.

6° Garçon de dix ans, non vacciné, entré au septième jour de l'invasion, avec une éruption confluente de deux ou trois jours; pustules avortées, accumulées, bleuâtres, urines sanguinolentes, délire, pouls vif, dur et fréquent. Une petite saignée, limonade sulfurique, vésicatoires aux cuisses. Le lendemain, prostration. Potion de quinquina. Mort dans la journée. A *l'autopsie*, engorgement veineux des parenchymes. Taches de purpura (ecchymoses) sous les tissus muqueux et séreux internes.

Disons d'abord que nous partageons entièrement la doctrine de M. Rayer sur l'identité fondamentale des diverses formes varioliques : la varicelle, la varioloïde, la variole, sont pour nous de simples degrés de la même affection.

Il résulte des faits ci-dessus, que sur quatre individus vaccinés, la variole a été discrète chez trois, confluente mais terminée promptement et sans accidents chez le quatrième ; que chez deux individus non vaccinés, une fois la variole a été confluente, et les pustules ont donné lieu à des ulcères chroniques, et que chez l'autre la variole, confluente, hémorrhagique, ataxo-adynamique (maligne) s'est terminée par la mort pendant l'éruption. Donc la vaccine est un modificateur avantageux, sinon un préservatif absolu de la variole, même lorsque celle-ci se montre confluente. Et, pour le dire en passant, nous ne comprenons pas les obstacles soulevés en France au sujet de la revaccination, opération dont le plus grand inconvénient serait d'être inutile, et qui peut avoir pour effet de prévenir bien des malheurs.

Nos sujets ont tous été traités par l'expectation (émollients). Nous avons exposé nos vues, basées sur des faits nombreux, à l'égard du *traitement des exanthèmes fébriles*, dans le Bulletin de thérapeutique, t. XX, 1840. Ajoutons ici quelques commentaires. Nous avons dit que le traitement des exanthèmes consiste à laisser marcher le mal, lorsque les périodes se succèdent avec régularité et bénignité ; que s'il y a quelque chose à faire, c'est dans la période d'invasion ; car, l'éruption achevée, l'art demeurait le plus souvent impuissant. Cette doctrine n'est autre que celle de SYDENHAM : « Il est certain, dit-il, que le « principal secours qu'on peut donner à un malade attaqué « de petite vérole confluente, consiste à empêcher que les « pustules ne sortent en très-grand nombre, car, lors-« qu'une fois l'éruption est achevée, il serait extrêmement « dangereux d'entreprendre la moindre chose, et si le « malade vient à réchapper, il doit moins son salut aux « remèdes de l'art qu'à la nature » (MÉD. PRAT., p. 359). « Le malade ne doit être ni plus ni moins couvert dans son « lit que lorsqu'il était en santé, afin d'empêcher les sueurs « symptomatiques, lesquelles ne manqueraient pas de lui « être nuisibles. On préviendra par ce moyen la trop « grande inflammation des pustules » (*Ibid.*, p. 383). « Je « lui permets (au malade) de boire abondamment quelque « liqueur rafraîchissante qui soit de son goût » (p. 345). HUFELAND recommande l'air frais et pur : « Il suffit, dit-il, « d'une température élevée pour convertir une variole « bénigne en variole maligne » (MÉD. PRAT.). La méthode tempérante (expectante) est donc de par l'autorité de l'histoire et des faits ce qu'il y a de plus rationnel et de plus favorable; pourtant cette méthode elle-même n'est pas absolument exempte de revers, mais elle en compte assurément moins que les autres : « J'avoue, dit SYDENHAM, « que de quelque manière qu'on traite les petites véroles, « elles ne laisseront pas d'être quelquefois très-confluentes» (p. 369). « J'ai observé qu'elle est toujours confluente dans « les jeunes gens qui vomissent beaucoup, qui ont un « grand abattement et qui souffrent des douleurs violentes» (p. 384). C'est précisément dans des circonstances analogues que, plusieurs fois, craignant d'avoir affaire à des prodromes de fièvres typhoïdes, nous avons vigoureusement saigné des variolés, qui s'en sont très-bien trouvés.

Lorsque des accidents tels que ceux auxquels a succombé notre n° 6, viennent à se produire, deux méthodes se trouvent en présence : débiliter ou tonifier. Hélas ! quoi qu'on fasse, dans ces varioles hémorrhagiques, le malade est voué à une mort presque certaine ; cependant SYDENHAM a tranché la question en termes qui justifient le parti que nous avons pris : « Les taches de pourpre et le pissement de sang commencent ordinairement les deux premiers jours de la maladie..... ; quand ils sont une fois déclarés, on n'y remédiera pas en donnant des cordiaux : ce serait jeter de l'huile sur le feu » (p. 562). Cela n'empêche pas qu'il y ait des circonstances où les cordiaux sont utiles ; tout ce que nous prétendons, c'est qu'ils ne doivent pas être employés comme méthode générale.

L'embarras n'est pas moindre lorsque des accidents graves se déclarent dans la période de suppuration. Cependant SYDENHAM s'exécute encore dans un sens opposé aux doctrines généralement adoptées : « Dans la fièvre secondaire ou de résorption, de tous les remèdes qui conviennent, il n'en est point de plus efficace que la saignée copieuse » (p. 546). Pourtant ce n'est qu'avec une extrême circonspection que nous emploierions les saignées pendant les périodes d'éruption et surtout de suppuration, leur impuissance, dans ces cas, pouvant compromettre un moyen précieux lorsqu'on l'applique à propos. L'époque d'élection est véritablement celle de l'invasion. SYDENHAM a conçu la suppuration de la variole et ses dangers tels absolument qu'ils sont compris depuis que la résorption purulente a été remise en honneur : « Comme chaque pustule est d'abord un petit phlegmon qui devient bientôt un abcès, il arrive

« nécessairement que la fièvre secondaire est plus ou moins « violente à proportion de la quantité du pus» (p. 358). C'est en considération de ce principe que la méthode ectrotique a été imaginée (SERRES, PIORRY, etc.). « Le danger, dit « ailleurs SYDENHAM, vient de l'abondance extraordinaire « de pus et de vapeurs putrides que fournissent les pus- « tules... Ce pus et ces vapeurs rentrant dans le sang, « l'infectent et le corrompent, allument la fièvre et acca- « blent la nature » (p. 544).

Aussi la méthode dite *abortive* n'est-elle pas d'invention récente. On se rappelle sans doute la polémique suscitée à plusieurs reprises par les soi-disant inventeurs de cette méthode. Naguère encore, un membre de l'institut revendiquait l'invention de l'emplâtre de Vigo, que j'ai rencontré dans ZIMMERMANN. Le passage est trop curieux pour ne pas être conservé ; le voici : « On a remarqué qu'une dame « ayant porté, pour de bonnes raisons, un emplâtre de Vigo « sur certain endroit, après une salivation, eut ensuite la « petite vérole ; et que tout son corps, excepté l'endroit « qui était défendu par le mercure que l'emplâtre y avait « insinué, avait été couvert de l'éruption de cette maladie. « M. MALOUIN demande s'il n'est pas possible, après cet « événement, d'obvier à cette maladie par le même moyen : « l'expérience n'en a pas encore été faite, mais on en a « déduit un moyen de préserver le visage du sexe des im- « pressions de la petite vérole et d'en conserver la beauté. « M. ROSEEN couvrit le visage d'une de ses malades avec « un emplâtre mercuriel ; et la petite vérole parut partout « à l'exception du visage. M. J HENRI SULZER vient de ré- « péter la même expérience à Winterthur avec le même « succès ; il eut cependant la précaution d'ouvrir les bou-

« tons aux bras, aux cuisses, aux jambes, selon l'avis de « M. ROSEEN : ce qui seul peut détourner la petite vérole « de la tête. Cette invention paraît d'autant plus importante « pour les femmes, qu'elles aimeraient presque mieux per- « dre la vie que leur beauté» (ZIMMERMANN, DE L'EXPÉRIENCE, liv. V, p. 153, trad. de LEFÈBVRE).

Or, le livre de ZIMMERMANN a quatre-vingts ans de date : il est de 1765. Il y a plus : cet usage de l'emplâtre de Vigo est déjà signalé par BAILLOU, au milieu du dix-septième siècle ! (BALLONII, OPERA OMNIA, t. Ier, p. 192; édition de THÉVART ; in-4°).

S'il est vrai qu'il soit au moins fort difficile d'empêcher une variole primitivement grave de devenir confluente, il n'en est pas moins vrai qu'une variole primitivement bénigne peut être aggravée par un mauvais traitement : « Quelque exempte de danger que soit par elle-même la petite « vérole discrète, dit encore SYDENHAM, elle n'a pas laissé « d'être funeste à un grand nombre de malades, lorsqu'ils « ont eu le malheur de tomber entre les mains de gens igno- « rants, qui, ne s'occupant qu'à les échauffer, les ont tués « sans le vouloir » (p. 575).

Certes, voilà des idées qui, bien qu'anciennes, n'entreront pas d'emblée dans le cerveau du peuple et des médecins élevés dans d'autres principes. Aussi serions-nous tenté de dire encore avec notre modèle : « La prévention « insurmontable que j'ai vue dans la plupart des gens en « faveur du régime chaud, m'a dégoûté entièrement de « voir des petites véroles, et je serais charmé qu'on ne « m'appelât jamais pour de semblables maladies » (p. 569).

## § 3. *Appareil locomoteur.*

On nous pardonnera de placer ici, faute de mieux et comme appartenant à la vie de relation, sinon au système nerveux, ce qui est relatif aux *rhumatismes* que nous observons toujours en assez grand nombre. Vingt-deux cas sont passés sous nos yeux dans la période que nous parcourons. Ils se sont manifestés chez dix hommes et douze femmes. *L'âge* de nos malades a varié de dix-huit à soixante-deux ans. Quant aux *saisons*, nous trouvons les rhumatismes répartis dans tout le cours de l'année ainsi qu'il suit : janvier 1, février 1, mars 2, avril 1, mai 2, juin 5, juillet 1, août 1, septembre 2, octobre 4, novembre 0, décembre 2. Ce qu'il y a de remarquable ici, c'est que ce soit le mois de juin qui soit le plus chargé (5). S'il est vrai de dire que le rhumatisme soit le plus fréquent au printemps, cela doit s'entendre des mois précédents ; mais nous avons à faire ici les mêmes remarques qu'au sujet de la pneumonie, à savoir que le commencement de l'été nous a procuré, par exception, et en raison sans doute de la sécheresse dominante à cette époque, des maladies qui appartiennent ordinairement à l'hiver et au printemps.

Après cette dernière saison, c'est l'automne qui en fournit le plus : octobre en a produit quatre. Ce qui revient à dire que le rhumatisme est plus commun sous le règne d'une température variable, comme l'est ordinairement celle du printemps et de l'automne.

Vainement nous chercherions à déduire quelques résultats des *professions* de nos malades. Leur petit nombre et la variété de leurs états ne permettent de rien conclure quant aux influences de l'état sédentaire ou actif.

Parmi ces rhumatismes, il en est dix que nous qualifions de légers, soit aigus, soit chroniques ; parmi les autres, nous comptons deux *lombagos*, chez une femme de trente-huit ans et un homme de soixante-deux ans ; quatre *pleurodynies*, chez trois hommes et une femme de dix-neuf à trente-huit ans ; un rhumatisme articulaire à l'articulation tibio-tarsienne, chez une femme de quarante-huit ans. Dans deux cas, chez un homme de trente-trois ans et une femme de trente-quatre ans, un rhumatisme articulaire aigu, d'abord général, se fixa ensuite au poignet. Dans ces trois cas de fixation du rhuamtisme sur une seule articulation, la maladie persista avec une opiniâtreté désespérante ; déja les auteurs ont remarqué cette ténacité du rhumatisme articulaire ainsi localisé. Chez un même sujet, femme de vingt ans, nous avons observé en même temps le rhumatisme articulaire, l'endocardite rhumatismale, la chlorose et l'hystérie ; pas n'est besoin de vous dire toutes les peines que nous a données cette quadruple affection, composée d'éléments pour ainsi dire hétérogènes et réclamant des médications toutes différentes. Enfin nous n'avons observé que deux cas de rhumatisme articulaire aigu, francs et simples :

1° Chez un homme de vingt et un ans, affecté depuis huit jours d'un rhumatisme articulaire bien caractérisé (tuméfaction, douleur, mouvement fébrile) et déjà traité par deux saignées locales. Le repos, la tiède, une saignée générale et deux saignées locales enlevèrent l'arthrite en deux jours. Le malade put marcher le troisième.

2°. Une fille de dix-huit ans, atteinte depuis quelques

jours d'un rhumatisme articulaire aigu, fébrile, généralisé aux pieds et aux poignets, fut traitée par cinq saignées générales et deux saignées locales qui enlevèrent promptement la maladie et lui permirent de marcher au bout de huit ou dix jours.

Les idées qui nous dirigent dans le traitement du rhumatisme sont fort simples, toutes rationnelles et basées sur l'autorité des anciens et sur les faits eux-mêmes. Si le rhumatisme n'est pas une inflammation, on conviendra qu'il y ressemble beaucoup par ses manifestations extérieures : « Les symptômes du rhumatisme, dit SYDENHAM, « font assez voir qu'il vient d'une inflammation » (MÉD. PRAT., p. 267). On sait que cet auteur a très-exactement *formulé* le mode d'application de la saignée à cette maladie comme à la pneumonie (p. 268) : « Je crois, dit-il, que le traitement du rhumatisme consiste d'un côté à diminuer par la « saignée le volume du sang, et de l'autre à tempérer son « ardeur par des remèdes rafraîchissants et par un régime « convenable » (p. 267).

Plus tard SYDENHAM reconnut que la saignée avait l'inconvénient de trop débiliter dans quelques cas, et pour y suppléer en partie, il en diminua le nombre et y adjoignit les purgatifs (LETTRE A ROBERT BRADY ; MÉD. PRAT., p. 520-525). STOLL, qui partage les idées de SYDENHAM sur la nature inflammatoire du rhumatisme, l'a traité, comme lui, par les saignées répétées, auxquelles il finit par renoncer comme lui aussi, parce qu'il avait vu les forces enlevées avant la solution de la maladie (t. Ier, p. 86). Tout cela est très-vrai, mais 1° SYDENHAM et STOLL n'employaient pas encore la saignée avec la même hardiesse qu'aujourd'hui ; il peut se faire que la saignée coup sur coup soit plus efficace que la saignée répétée (BOUILLAUD). Il est de fait que nous ne connaissons qu'une méthode de *juguler* le rhumatisme articulaire aigu et fébrile ; c'est par la saignée coup sur coup. Mais si on ne réussit pas, le malade peut en souffrir. C'est pourquoi nous n'employons cette méthode que dans des cas exceptionnels, violents, et chez les sujets vigoureux ; autrement nous employons la méthode mitigée de SYDENHAM et de STOLL, avec laquelle il est pourtant vrai de dire que le rhumatisme a sa durée presque fatale de trois septenaires et plus.

Quand la saignée générale n'est pas applicable, nous poursuivons localement le rhumatisme avec les sangsues ou les ventouses scarifiées, secondées de topiques émollients et narcotiques, des bains, etc. Nous donnons aussi l'*opium* à l'intérieur, soit pur, soit sous forme de poudre de Dower, dans le simple but de calmer la douleur ; car, pour nous, la poudre de Dower n'a pas d'autre propriété, et quant à ses propriétés prétendues sudorifiques, nous pensons 1° que les sueurs ne sont pas nécessaires à la solution du rhumatisme, où les sueurs spontanées n'ont le plus souvent pour effet que de fatiguer le malade sans le soulager ; 2° que la poudre de Dower n'est pas plus sudorifique que l'opium lui-même. J. FRANK a dit : « Les diaphorétiques employées « au début et dans le cours de la fièvre rhumatismale, aug-« mentent constamment la fièvre et provoquent souvent « une complication inflammatoire » MÉD. PRAT., t. I$^{er}$, p. 178 ; trad. de l'ENCYCLOPÉDIE). C'est pourquoi nous n'usons guère des sudorifiques quelconques, ni même de l'*acétate d'ammoniaque*, remède si répandu, dont les vertus ne se sont jamais révélées à notre observation. Quant au traitement du rhumatisme uniquement par l'opium à haute dose, nous n'y recourons pas, parce que 1° le narcotisme ne procure le plus souvent qu'un soulagement passager; 2° cette médication n'est pas dépourvue de danger.

Après les antiphlogistiques et les calmants, nous employons volontiers les *laxatifs*, indiqués d'ailleurs par la constipation fréquente dans le rhumatisme. C'est ici le lieu de parler de certaines médications très-prônées : je veux parler du tartre stibié à haute dose et de la teinture de colchique. Le tartre stibié est à peu près abandonné, comme souvent inefficace et parfois dangereux (Dance, Chomel, Andral, etc.). Cependant il enraye quelquefois les accidents, qui, malheureusement, renaissent ordinairement après la cessation de son emploi. Des considérations toutes semblables sont, selon nous, applicables à la teinture de colchique. A dose *altérante*, elle nous a paru à peu près inerte; à dose *purgative*, elle suspend les accidents qui renaissent le plus souvent après sa cessation. En outre, elle donne lieu, plus souvent qu'on ne l'avoue, à des accidents graves, qui peuvent même devenir mortels, comme j'en ai rapporté un cas dans le Bulletin de thérapeutique (1840).

Quelques essais sur l'emploi du nitre à haute dose (de 15 à 45,00) ne nous ont pas procuré de résultats appréciables. Nous nous abstiendrons cependant de le juger.

L'extrait d'aconit, déjà usité par Stoll, qui le porta jusqu'à la dose de sept scrupules (8,00) en vingt-quatre heures (t. II, p. 150), l'extrait d'aconit ne nous a procuré aucun avantage. Nous l'envisageons comme un simple sédatif, et à ce titre nous lui préférons beaucoup l'opium. C'est également à titre de sédatif que nous usons de la jusquiame, de la digitale, etc.

Lorsque le gonflement articulaire tend à passer à l'état

chronique, nous usons volontiers des onctions d'onguent mercuriel, simple ou opiacé. Ce topique apporte parfois du soulagement. Ses effets comme résolutif ne nous ont pas paru très-marqués. Ce remède, renouvelé dans ces derniers temps, était déjà mis en usage par STOLL (MÉD. PRAT., t. II, p. 150).

Dans l'état chronique et indolent nous avons parfois obtenu des avantages de l'emploi des *vésicatoires volants* répétés, de *l'emplâtre de Vigo*, du *taffetas gommé*, quelquefois du *bandage roulé compressif*. Nous avons employé avec des résultats variés, rarement bien favorables, des *bains alcalins*, de *chlorure de sodium*, *sulfureux*, *de Bade artificiels*. Enfin nous avons expérimenté quelquefois, sans pouvoir nous prononcer positivement à leur égard, deux remèdes récemment préconisés : ce sont *l'huile de foie de morue* et *l'iodure de potassium*. La première, quoi qu'on en dise, inspire le plus souvent un dégoût invincible au malade ; généralement il nous a fallu la suspendre après quelques jours ou quelques semaines, avant d'en avoir obtenu un effet sensible. Une de nos malades, qui en prend depuis plus de trois mois de deux à quatre cuillerées par jour, n'en éprouve aucun soulagement appréciable.

Quant à *l'iodure de potassium* (à la dose de 25 centigr. à 2 grammes dans une potion de 90 grammes), nous n'avons pas eu l'occasion de l'observer d'une manière suivie. Dans un cas d'arthrite chronique du genou, son emploi a été suivi de soulagement, mais nous avons observé des effets aussi marqués résulter de moyens très-divers.

On voit que pour nous le traitement du rhumatisme articulaire consiste essentiellement dans l'emploi des saignées, des émollients, des calmants, des révulsifs internes et externes, et des moyens compris sous le nom de résolutifs, dans l'état avancé. Nous croyons qu'il est essentiel de combattre sérieusement le rhumatisme, car s'il ne tue pas par lui-même, il entraîne assez fréquemment la mort par ses résultats. On verrait moins de ces fatales maladies du cœur, de ces hydropisies incurables qui conduisent inévitablement le malade au tombeau, si le traitement du rhumatisme articulaire aigu était mieux compris et plus sévèrement appliqué qu'il ne l'est, en raison de certains préjugés enracinés parmi le peuple et même parmi les médecins.

En somme, nous avons observé dans cette période 61 sujets affectés de maladies des appareils de la vie de relation, dont 40 hommes et 21 femmes. De ces sujets 8 ont succombé ; 1 à une entérite chronique, suite de méningite, 1 à l'apoplexie, 1 au ramollissement cérébral, 1 à la paraplégie et à la démence séniles, 2 au tétanos, 1 à une encéphalite consécutive à une otite chronique, 1 à la variole confluente hémorrhagique.

### CLASSE VI. — MALADIES DES APPAREILS GÉNITAUX.

Il ne s'agira guère ici que des maladies de la femme, l'homme étant bien moins sujet qu'elle aux affections de l'appareil génital, qui presque toutes chez lui appartiennent à la chirurgie.

Sous le nom d'*irritations métro-péritonéales*, nous comprenons 15 cas de maladies, dont quelques-unes assez obscures, que nous pourrions plus exactement désigner sous les noms de dysménorrhée, travail menstruel, coliques ou douleurs utérines, irritations ou douleurs ovariques, métro-ovariques, métro-péritonéales, etc. En général on a une tendance légitime à rapporter à ces affections tous les dérangements abdominaux de la femme que l'on ne peut rapporter aux appareils digestif et urinaire. Ces affections, de peu d'importance pour la plupart, se sont offertes chez des sujets de seize à quarante-cinq ans. Toutes, selon leur nature, ont cédé à l'emploi des saignées générales ou locales, aux émollients, aux sédatifs, aux dérivatifs cutanés ou intestinaux, etc.

Nous avons observé trois cas de *métrorrhagies* peu graves chez des sujets de vingt-quatre, trente-quatre et trente-six ans. Elles ont cédé à l'emploi rationnel des saignées, évacuatives ou révulsives, des tempérants, des rubéfiants cutanés, des réfrigérants, des astringents, etc.

Deux femmes sont entrées affectées simplement *d'engorgement laiteux* des seins par suite de sevrage. Le repos, la diète, la chaleur, quelques boissons diurétiques, les laxatifs, les pédiluves, etc., ont procuré la résolution. On a déjà vu qu'une femme gravement malade avait pu continuer d'allaiter sans inconvénient pour son nourrisson et avec avantage pour elle ; c'est que nous pensons qu'en général on sèvre trop légèrement les enfants, à la moindre indisposition de la mère. Quant aux prétendus spécifiques de l'engorgement laiteux (canne de Provence, acétate de potasse, sulfate de potasse, *sel de Duobus*), on pressent que nous n'y croyons nullement ; il s'agit ici d'une fluxion qu'il faut rompre, d'un engorgement humoral qu'il faut résoudre, et il suffit pour cela des moyens qui relèvent de la thérapeutique générale.

On conçoit que nous avons eu souvent à observer des *leucorrhées* (flueurs blanches), mais comme simple complication, dont les malades elles-mêmes se plaignaient rarement. Dans les cas de leucorrhée aiguë, nous administrons les bains, les injections émollientes et narcotiques. Dans l'état plus avancé les injections astringentes (acétate de plomb, sulfate d'alumine et de potasse, etc.) Nous combattons, du reste, la cause appréciable de l'écoulement qui n'est que le symptôme d'affections diverses du vagin ou de l'utérus lui-même, ou bien d'un état général, notamment de la chlorose. Nous avons usé, sans résultat appréciable, d'un moyen que nous avons entendu vanter par un thérapeutiste distingué, M. Delens : c'est la décoction d'aunée (15 grammes pour un litre d'eau, réduite à trois verres à prendre dans la journée). Quand la leucorrhée tient à l'inflammation chronique du vagin, ce qui est le cas le plus ordinaire, les injections d'une solution plus ou moins chargée de nitrate d'argent et le tamponnement avec la charpie sont les moyens par excellence.

Afin de ne pas heurter les idées courantes, nous plaçons ici *l'hystérie*, que nous aurions rangée plus volontiers parmi les névroses générales; car, selon nous, les affections de l'appareil génital n'en sont pas la cause indispensable, quoiqu'elles en soient la cause provocatrice la plus ordinaire. Dans notre opinion, *l'hystérie n'est que l'expression symptomatique d'une susceptibilité spéciale du système nerveux*, qui, chez les individus prédisposés, se manifeste à l'occasion de causes très-variables, physiques ou morales, utérines ou autres. Comme l'état typhoïde, elle résulte d'un état général, d'un trouble sensitif suscité par des lésions fort différentes. Aussi la voit-on naître indifféremment chez les sujets vigoureux ou débiles, pléthoriques ou anémiques, chez les vierges et chez les matrones, continentes ou de mœurs déréglées, et souvent sans soupçon d'affection de l'appareil génital. Cette manière de comprendre l'hystérie nous est inspirée précisément par l'extrême variabilité de son étiologie, de ses expressions symptomatiques et surtout de son traitement. Ainsi s'expliquent les dissidences si multipliées des observateurs sur ces divers points, de même que l'admission de nos idées sur la nature purement symptomatique de l'appareil typhoïde jette un jour si satisfaisant sur la pathologie des fièvres graves. Mais l'esprit humain se complaît dans le vague et l'obscurité.

On sait combien l'hystérie était chose commune aux yeux des anciens. Toutes les fois que chez une femme se manifestait quelque phénomène anormal, *aliquid hystericum inest*, disaient-ils (Willis). Sydenham, dans sa lettre admirable à G. Cole, dit que l'hystérie forme la moitié des maladies chroniques, lesquelles forment le tiers du total des maladies (Méd. prat., p. 592), et il ajoute qu'elle imite presque toutes les maladies qui arrivent au genre humain (p. 594). Parmi la longue énumération qu'il fait des symptômes de l'hystérie, nous avons avec un singulier sentiment d'admiration remarqué cette phrase : « Mais de tous « les symptômes de cette maladie (l'hystérie), il n'en est « point de si fréquent qu'une certaine *douleur au dos*, la- « quelle ne manque jamais de se faire sentir, même dans « les plus légères attaques. Cette douleur et les autres ont

« cela de commun qu'après même qu'elles sont passées, « elles laissent les parties qui les ont souffertes, tendues et « sensibles, comme si elles avaient été rouées de coups de « bâton, en sorte *qu'on n'y saurait toucher* » (p. 397).

Ainsi, voilà SYDENHAM qui est l'inventeur de cette *irritation spinale*, qui fait tant de bruit depuis quelques années, surtout depuis le travaux de l'Anglais GRIFFIN (1850), qui ont spécialement fixé l'attention sur cette prétendue maladie. Telle est notre ignorance de la littérature ancienne et moderne, qu'il y a quatre ou cinq ans, un journal donnait, comme une curieuse découverte, la remarque faite par M. CRUVEILHIER de cette sensibilité du rachis chez quelques-unes de ses malades. Mais voilà que M. PIORRY fait voir à qui le veut que cette sensibilité à la pression n'existe pas seulement au rachis, mais bien aussi aux environs et sur presque tous les points de l'enveloppe cutanée chez les femmes nerveuses; et mainte fois nous vous avons fait constater ce phénomène qui ruine l'irritation spinale et la réduit à un état d'hyperestésie générale de la peau chez les hystériques, coïncidant avec bien d'autres anomalies de la sensibilité.

Dans notre manière de voir, la *boule strangulatoire* a perdu son caractère de symptôme spécifique et caractéristique. Il est un élément de diagnostic plus vrai, parce qu'il est plus général, et que nous devons encore à SYDENHAM : « Si le mal dont une femme se plaint l'attaque « lorsqu'elle éprouve quelque émotion morale, alors je « suis pleinement assuré que la maladie est une affection « hystérique (*ibid.*, p. 400). » Mais nous n'en finirions pas sur cette matière. Passons aux faits.

L'hystérie s'offre très-fréquemment chez nos malades, le

plus souvent comme complication, notamment de la chlorose. Cette coïncidence est si commune, que l'on conçoit très-bien que SYDENHAM et autres aient confondu la chlorose et l'hystérie. Celle-ci dépend évidemment de la première, et c'est précisément ce qui fait ressortir le vice de l'étiologie utérine; car ici c'est manifestement l'altération du sang ou la chlorose qui engendre l'hystérie. Nous avons observé douze cas d'hystérie dominante, chez des femmes de dix-huit à trente-deux ans; 10 de nos malades avaient plus de vingt ans et 5 plus de trente ans. Nous avons d'autres fois observé l'hystérie chez des femmes bien plus âgées, de cinquante à soixante ans et plus. FR. HOFFMANN avait même remarqué que « les femmes qui ont perdu leurs règles après « la cinquantième année sont plus exposées que les autres « à cette affection, à moins, ajoute-t-il (et remarquez cela), « à moins qu'elles n'aient soin de se faire tirer du sang » (MÉD. RAIS., t. VI, p. 259).

Sur 8 sujets dont le tempérament est spécifié, nous trouvons 4 femmes de constitution forte et sanguine, 2 fortes et lymphatiques et 2 seulement de constitution délicate. C'est qu'en effet depuis longtemps nous sommes frappé de la fréquence de l'hystérie chez nos femmes vigoureuses, obtuses, phénomène qui renverse les idées générales sur l'étiologie, habitué que l'on est à considérer la constitution grêle, la vie oisive, efféminée, passionnée, des femmes du grand monde, comme les causes spécialement prédisposantes de l'hystérie. Quant aux professions, huit sur nos douze malades étaient des servantes à vie laborieuse, une seule avait un état sédentaire (bonnetière). Plusieurs étaient *mariées*, une avait cinq enfants. Il est donc évident qu'il y a quelque chose à modifier dans l'étiologie qui, on le voit bien, a été fabriquée par des médecins de salon. Nous allons voir que les idées courantes sur le traitement ne sont pas mieux fondées.

Vous connaissez la trompeuse kyrielle des *anti-hystériques :* ce sont des aromates, des huiles essentielles, des gommes fétides, hors lesquelles il semble qu'il n'y ait point de salut pour les hystériques. Or, écoutons l'histoire : « Les évacuations sanguines faites à propos diminuent ou « anéantissent entièrement les accès hystériques » (FR. HOFFMANN, MÉD. RAIS., t. VI, p. 259). « Si la malade est « d'un tempérament sanguin ou si elle est fort vigoureuse, « et qu'elle n'ait pas été souvent attaquée de la colique « hystérique, en ce cas-là, il faut lui tirer du sang au bras » (SYDENHAM, p. 608). « Une chose qui paraîtra d'abord sur- « prenante, c'est que des femmes qui avaient été longtemps « tourmentées de vapeurs, et dont le mal avait résisté à « tous les rémèdes les plus appropriés, ont recouvré la « santé en vivant quelque temps de lait pour toute nour- « riture » (SYDENHAM, p. 424). Cessez donc de vous laisser imposer par cet axiome trompeur, que le sang est l'ami des nerfs, car les nerfs peuvent souffrir par l'excès comme par le défaut de sang. Lisez le petit livre du docteur POMME sur *les vapeurs*, et vous y verrez des sujets qui ont dû leur guérison aux saignées... par centaines ! Il y a plus : « Il n'est « pas rare, dit SYDENHAM, de voir des femmes d'un tem- « pérament si singulier, que les remèdes *hystériques* leur « *nuisent beaucoup* au lieu de les soulager... Faute d'avoir « égard à cette singularité, on peut mettre les malades *en danger de la vie !* » (SYDENHAM, p. 4.9). Rappelez-vous cette grosse fille du n° 24, que nous avons gardée deux ans et plus, épuisant sur elle tout l'arsenal des *nervins*. La saignée seule calmait ses attaques d'hystérie, et dans cet espace de temps elle a été saignée *trente* fois ! Il en était de même de cette fille herculéenne que vous nommiez la grosse Marianne : dans l'espace de trois ans environ, elle a bien été saignée de 50 à 60 fois. L'une et l'autre ont guéri en sortant de l'hôpital, car ce séjour de douleur, loin de favoriser les guérisons, agrave et multiplie la maladie qui est essentiellement contagieuse par imitation.

Cependant, et c'est là précisément la moralité que nous voulons déduire, nous usons aussi des *anti-hystériques*, des *nervins*, surtout des calmants, et assez souvent des toniques, lorsqu'il y a débilité, délicatesse et surtout chlorose. SYDENHAM, qui confondait les deux maladies, proclame l'efficacité des martiaux ; il recommande aussi le quinquina, les odeurs fétides, le laudanum, la thériaque, les vins d'Espagne, les eaux sulfureuses. Il bannit les purgatifs qu'une observation *constante* lui a montré augmenter toujours les symptômes vaporeux (MÉD. PRAT., p. 499). Le tout sans préjudice des saignées, lorsqu'elles sont indiquées. Eh bien ! nous aussi avons pris pour guide le principe suivant : « Cette maladie demande que l'on tente pour « la guérir diverses sortes de remèdes, jusqu'à ce qu'on « trouve celui qui est véritablement propre à la détruire » (SYDENHAM., MÉD. PRAT., p. 609.)

En somme, parmi les affections des organes génitaux, nous trouvons trente cas, appartenant tous à des femmes ; aucun n'a été suivi de mort.

## CLASSE VII. — CACHEXIES.

Sous ce nom, nous comprenons les affections qui paraissent intéresser l'ensemble de l'économie, sans qu'on puisse exactement préciser l'organe ou l'élément organique qui en est le point de départ, le siége spécial et primitif. Encore une fois, quelque litigieuses que soient nos classifications, nous demandons grâce pour elles, en faveur de notre intention qui est tout simplement de trouver un cadre.

Beaucoup de nos malades sont entachés de ce qu'on nomme le *vice scrophuleux;* mais il est rare que ce soit pour les scrophules même qu'ils viennent réclamer des secours. Le sujet suivant fut le seul dans ce cas.

Un homme de trente-deux ans, de forte constitution, mais de tempérament ultra-lymphatique, d'intelligence obtuse, manœuvre en maçonnerie, portait, depuis longues années, des fistules et des tumeurs ganglionnaires volumineuses autour de la mâchoire inférieure. Nous lui avons administré ensemble ou successivement, l'huile de foie de morue, la décoction de feuilles de noyer et la potion avec l'iodure de potassium; régime analeptique. Il est sorti au bout de trois mois, ses fistules en partie cicatrisées, mais conservant ses tumeurs ganglionnaires. Il nous serait difficile d'assigner la part précise des moyens mis en usage; car c'est là l'inconvénient des maladies de longue durée, contre lesquelles on dirige presque toujours des moyens complexes, ce qui laisse dans l'incertitude de savoir quel fut l'agent thérapeutique dont l'action fut la plus efficace.

Un homme de vingt-trois ans, scrophuleux, tuberculeux, cachectique, entre à l'hôpital avec une affection de la hanche déjà très-avancée. Il succombe au bout de deux mois. A l'*autopsie* on trouve destruction des cartilages, ramollissement et carie des surfaces articulaires de la cavité cotyloïde et de la tête du fémur.

Il s'est offert à notre observation plusieurs cas de *syphilis*, dont voici l'énumération :

1° Femme de vingt-deux ans, *ulcères de la gorge*. Émollients ; elle veut sortir au moment où nous allions commencer le traitement mercuriel.

2° Femme de vingt-neuf ans, ulcères de la gorge. Proto-iodure de mercure (5 centigr. en deux pilules). Elle sort non guérie, avant l'achèvement de la cure ; elle avait en même temps la *gale* qui fut guérie en quinze jours, par l'emploi de la *poudre de Pyhorel* (sulfure de chaux 2,00, avec un peu d'huile, en frictions dans le creux de la main, matin et soir).

3° Homme de trente-trois ans, ulcères de la gorge ; traitement par le proto-iodure de mercure. Sorti non guéri, avant la fin du traitement.

4° Femme de trente-deux ans, *destruction des parties profondes de la gorge* (amygdales, piliers, voile du palais) avec ulcérations persistantes. Traitement par les *pilules* de Sédillot (onguent mercuriel 4,00, savon médicinal 2,00, poudre de guimauve 1,00, pour 36 pilules ; une matin et soir. Sortie avant la fin du traitement.

5° Femme de vingt-neuf ans, grossesse avancée, *syphilides papuleuses* et *squammeuses*. Résistance aux pilules de Sédillot, puis à l'onguent mercuriel placé sous les aisselles (2,00 chaque soir). Sortie non guérie après deux mois de traitement.

6° Femme de dix-neuf ans, *angine* chronique suspecte, *taches syphilitiques*, *bubon* à l'aine, rhagades à l'anus. Le tout guéri en trois semaines par les simples antiphlogistiques (sangsues, lotions émollientes, bains tièdes, délayants, diète).

Si ce dernier fait preuve en faveur du traitement antiphlogistique, les précédents ne prouvent pas contre les mercuriaux. On a vu que quatre malades sur cinq se sont soustraits au traitement. Quant au cinquième, c'est, il faut le dire, un fait exceptionnel, et nous ne sommes pas sûrs que la malade n'ait pas éludé nos prescriptions. Autant nous sommes persuadé de la superfluité du traitement mercuriel dans la syphilis récente (blennorrhagie, chancres, bubons), autant nous sommes convaincu de l'efficacité des mercuriaux dans la syphilis chronique ou constitutionnelle (ulcères de la gorge, syphilides, exostoses, etc.). Disons à ce propos que nous n'admettons que deux genres de syphilis : la *primitive* (aiguë, locale), et la *secondaire* (chronique, constitutionnelle). Nous ne concevons pas les caractères distinctifs, ni même l'utilité de la syphilis tertiaire créée par M. RICORD. Quant à nos principes à l'égard du traitement, nous attaquons la blennorrhagie à toutes les périodes, mais surtout au début et à la fin, par le copahu et le cubèbe à haute dose. Dans la plupart des cas, nous obtenons la cicatrisation du chancre par les cautérisations avec le crayon de nitrate d'argent. Nous traitons le bubon aigu par les saignées locales coup sur coup, puis par la méthode REYNAUD et MALAPERT (vésicatoire, solution forte de sublimé en topique). Tels sont les moyens que nous préférons, sans préjudice des autres, que nous employons en cas d'échec. Aux divers symptômes de la syphilis constitutionnelle, nous opposons d'emblée les mercuriaux, et parmi ceux-ci nous préférons la protoiodure de mercure (2 à 10 centigr. par jour), pratique empruntée à notre regrettable maître BIETT ; et les pilules d'onguent mercuriel de SÉDILLOT que nous avons vu produire d'heureux résultats entre les mains de M. RAYER. Nous aimons assez l'onguent mercuriel appliqué sous les aisselles, moyen simple, sûr, facile à dissimuler, et plus innocent que les moyens internes qui peuvent fatiguer l'estomac. Mais ce mode d'application entraîne facilement la salivation. Nous employons encore assez volontiers les pilules de DUPUYTREN (deuto-chlorure de mercure et opium); voire même le mercure soluble de HAHNEMANN. En somme, pour nous le problème consiste à introduire, le plus innocemment possible, dans l'économie, du mercure, quelle que soit sa forme. Chaque praticien préfère, avec raison, le composé qu'il a le plus d'habitude de manier. On doit chercher, en général, à éviter la salivation ; cependant, il est des cas rebelles où la tuméfaction des gencives, entretenue même pendant plusieurs mois, est le meilleur moyen d'obtenir la guérison ; nous pourrions en rapporter des exemples remarquables. Rarement nous sommes obligé d'employer les préparations aurifères, les tisanes de FELTZ, de ZITTMANN ; les travaux récents sur l'iodure de potassium (de 0,25 à 2 et 5,00 en potion) ont doté la pratique d'un remède précieux dans la syphilis invétérée, remède dont un petit nombre d'essais nous a permis d'apprécier l'efficacité, sinon l'infaillibilité. Nous ne pouvons qu'effleurer ici les questions si nombreuses et si graves, soulevées par la pathologie et la thérapeutique de la syphilis.

En somme, dans cette classe nous comptons huit cas, chez trois hommes et cinq femmes, dont un suivi de mort par coxalgie chronique.

Si l'on y réfléchit, on trouvera sans doute que de toutes les classes de maladies, celle-ci devrait être la plus nombreuse, car il est peu d'affections morbides dont la nature et le siége réels ne soient contestables et contestés ; c'est ce que nous accorderons volontiers.

Quoi qu'il en soit, on nous permettra de placer ici la *fièvre intermittente* dont les uns font une névrose, les autres une lésion de la rate et nous une intoxication miasmatique, laquelle eût mieux trouvé sa place dans les lésions du sang, si des convictions plus solides nous avaient permis d'affronter les idées classiques. Peu importe d'ailleurs ; ce sont les faits avant les doctrines qui nous occupent ici.

Trente-neuf cas de fièvre intermittente sont passés sous nos yeux, chez 30 hommes et 9 femmes.

*Les âges* de nos malades ont varié de dix-sept à soixante-quatre ans : sur 37 malades où cette circonstance est notée, nous en trouvons au-dessous de vingt ans, 5 ; de vingt à trente, 15 ; de trente à quarante, 11 ; de quarante à cinquante, 2 ; de cinquante à soixante, 3 ; au-dessus de soixante, 1 ; donc la fièvre intermittente serait une maladie de l'âge moyen, de vingt à quarante ans.

Quant aux *saisons*, nous trouvons la répartition suivante : janvier 1, février 2, mars 10, avril 8, mai 6, juin 6, juillet 0, août 3, septembre 1, octobre 1, novembre 0, décembre 1 ; total 39. On est frappé de l'extrême prépondérance du printemps (mars, avril, mai, juin) sur les autres saisons. Ce qui tient sans doute à la manière dont le temps s'est comporté cette année : la chaleur précoce et continue de cette saison a desséché promptement les eaux de l'hiver et simulé les effets de l'automne en hâtant les émanations. On a remarqué au contraire le petit nombre des cas en automne (septembre, octobre). C'est que dans cette saison les pluies sont arrivées de bonne heure et ont submergé les terrains marécageux. Ainsi s'expliquent rationnellement ces anomalies ; car la statistique a prouvé de reste, que si le printemps fournit bon nombre de fièvres intermittentes, le chiffre n'est pas ordinairement aussi élevé, tandis que l'automne, au contraire, est la saison qui généralement fournit le plus de ces maladies.

Les *professions* de nos malades sont extrêmement variées, mais il en est une qui domine toutes les autres, c'est celle de douanier qui s'élève à 12 sur 50. Or, on sait que le service du douanier consiste, dans notre localité, à passer les nuits sur les bords des rivières et surtout du Rhin, pour surveiller la contrebande.

Quant aux *types* de ces fièvres, ils sont ainsi répartis : fièvres *quotidiennes* 6, *tierces* 26, *quartes* 2, irrégulières (indéterminées) 4. On remarque ici comme toujours la prédominance du type tierce.

Quant à la gravité, l'immense majorité de nos fièvres intermittentes affecte le caractère benin ; sur près de 500 qui, depuis sept ans, sont passées sous nos yeux, nous n'avions pas une seule fois observé le caractère *pernicieux*, mais dans cette période nous en trouvons deux cas, tous deux suivis de mort : 1° chez une femme qui fut apportée au milieu de l'accès affectant la forme typhoïde grave, et qui succomba le même jour, en septembre dernier ; l'autre, en juin dernier, chez un homme de cinquante-deux ans qui entra dans un état de délire de nature douteuse ;

le lendemain, apyrexie; le surlendemain, second accès auquel il succombe, permettant, mais trop tard, de reconnaître le caractère pernicieux. Le diagnostic, dans ces deux cas, résulta surtout des caractères anatomiques négatifs rencontrés à l'autopsie.

Nous avons vu souvent des fièvres typhoïdes débuter sous forme de fièvre intermittente; ici nous rencontrons un cas de fièvre intermittente débutant sous forme typhoïde. La périodicité une fois bien établie, le sulfate de quinine enlève la maladie.

Nous avons parlé ailleurs d'une hypertrophie de la rate, avec ascite, consécutive à la fièvre intermittente.

Contestant la valeur de l'entérite folliculeuse, un de nos critiques s'est écrié: « que dirait M. Forget si l'on plaçait « le siége de la fièvre intermittente dans la rate, parce que « celle-ci est constamment affectée? » nous répondrions 1° que des gens habiles ont soutenu l'opinion que tel pourrait bien être le siége de la fièvre intermittente (Piorry); 2° que nous pouvons affirmer que dans la plupart des cas de fièvre intermittente récente, la rate n'est pas sensiblement gonflée, car elle ne dépasse les fausses côtes et n'offre pas plus de deux ou trois pouces de matité; 3° enfin, qu'il y a dans la fièvre intermittente quelque chose de *plus constant* que le gonflement de la rate, c'est la fièvre qui précède, occasionne ce gonflement, tandis que la fièvre et l'appareil typhoïde manquent parfois dans l'entérite folliculeuse.

Plusieurs fois nous avons observé des rechutes, provenant surtout de ce que les malades suspendaient prématurément l'usage de l'anti-périodique.

Depuis longtemps nos idées sont fixées sur l'excellence

incontestable du sulfate de quinine. Quoi qu'il en soit du déplorable engouement qui s'attache aux drogues nouvelles, en apparence, nous allons voir que l'arsenic lui-même tant vanté récemment, ne peut soutenir le parallèle. C'est à SYDENHAM que nous devons les règles les plus précieuses de l'administration du quinquina. Sous ce rapport, TORTI, qu'il a eu l'honneur de précéder, ne peut le faire oublier; il a formellement posé le précepte de donner le quinquina immédiatement après l'accès : « Comme dans le principe, « dit-il, on le donnait peu d'heures avant l'accès, il cau- « sait quelquefois la mort au malade... Je crus que le dan- « ger venait moins du quinquina même que de la manière « de le donner» (MÉD. PRAT., p. 504).

SYDENHAM posa le précepte d'en prolonger l'usage longtemps après la cessation des accès.

SYDENHAM lava le quinquina de l'accusation de causer des obstructions (p. 500 et suiv.).

Il apprit à y associer l'opium, lorsqu'il cause de la diarrhée.

Il fit voir que les purgatifs sont contraires à la guérison. Un simple lavement laxatif peut, dit-il, faire revenir la fièvre (p. 506).

SYDENHAM a stigmatisé ces drogueurs mystiques qui prétendent perfectionner l'action du quinquina en y associant divers ingrédients : « Je n'ajoute rien au quinquina, dit-il, si ce n'est le véhicule. Je crois que ceux qui y ajoutent autre chose sont ignorants ou gens de mauvaise foi, qui, pour un vil intérêt, trompent le public et font tort à la société, chose tout à fait indigne d'un honnête homme » (p. 509).

Ces principes, qui sont encore aujourd'hui de toute vérité, sont d'autant plus remarquables que le quinquina ne fut connu à Londres qu'en 1655 et que SYDENHAM écrivait en 1666.

Nous le déclarons en hésitant, car nous craignons d'être suspecté de forfanterie : *jamais*, depuis six ans, la sulfate de quinine n'a manqué son effet entre nos mains, même dans des cas où il avait échoué donné par d'autres, ce qui nous a confirmé dans l'idée de SYDENHAM que la manière de l'administrer fait beaucoup. Or voici, en peu de mots, comment nous procédons : la dose est ordinairement de six grains (30 centigr.) ou plus, en six pilules, données en une fois, immédiatement après l'accès, et chaque jour. Du reste, aucune préparation, si ce n'est dans les cas d'irritation gastro-intestinale que nous combattons d'abord par les émollients. La nécessité supposée d'évacuations préalables me paraît dénuée de fondement; les vomitifs et les purgatifs sont au moins inutiles et parfois dangereux.

Dans les cas rares où l'estomac ne supporte pas le remède, même avec les précautions voulues, nous employons avec succès les lavements (sulfate de quinine de 50 centigr. à 1 gramme, véhicule de 120 grammes, laudanum dix gouttes).

Mais avant de donner le remède, nous nous assurons bien que la maladie ne se terminera pas spontanément ; cas fréquent puisqu'il s'est offert 13 fois sur 39, et encore avons-nous parfois négligé cette précaution. Lorsque plusieurs accès se succèdent, avec la même intensité, après l'entrée à l'hôpital, nous administrons le médicament. La négligence de cette précaution a dû entraîner bien des erreurs en appréciation thérapeutique. En procédant ainsi, nous voyons le plus souvent la fièvre céder aux deuxième, troisième, cinquième accès, rarement plus tard. Quelque fois, par exception à la remarque de M. Chomel qui prétend que le quinquina n'agit pas sur l'accès prochain, mais bien sur le suivant, nous avons vu la fièvre céder au premier accès.

Cinq fois seulement nous avons administré l'*arsenic* à la dose de deux centièmes, et plus, en cas de résistance. Voici le résumé de ces faits :

1° Fièvre tierce récente. Une pilule de 1/50, puis deux par jour. Guérison au septième accès (15e jour).

2° Fièvre tierce récente. 1 à 12 pilules, pendant un mois, guérison. Rechute quelques jours après; guérison en quelques jours par le sulfate de quinine.

3° Fièvre tierce récente. 1 à 4 pilules pendant quinze jours ; échec. Sulfate de quinine, guérison en quelques jours.

4° Fièvre tierce récente. 1 à 2 pilules pendant vingt jours ; échec. Sulfate de quinine, guérison prompte.

5° Fièvre tierce récente avec léger délire pendant l'accès. Arsenic pendant quatre jours. Crainte d'accès pernicieux ; sulfate de quinine ; accès suivant sans délire, guérison prompte.

Certes, nous ne prétendons rien conclure de positif d'après des faits en si petit nombre. Mais il n'en résulte pas moins que l'arsenic nous a fait faux bond deux fois sur cinq, qu'une fois il a fallu l'administrer pendant un mois, qu'une autre fois il n'a pas mitigé des accès inquiétants, et que, dans tous les cas, le sulfate de quinine a réparé les torts de l'arsenic.

Si ce remède n'avait pas été déjà mainte fois produit,

notamment par notre ancien collègue, feu le vénérable FODÉRÉ, on pourrait concevoir les belles espérances suscitées par le travail de l'honorable docteur BOUDIN; mais sans nier ses succès, j'ose affirmer que l'arsenic ne rivalisera jamais le sulfate de quinine en efficacité, sans parler de l'innocuité de ce dernier.

MALADIES CHIRURGICALES.

Dans les services spéciaux se fourvoient toujours quelques cas dépendants d'une autre spécialité. C'est ainsi que nous avons reçu :

1º Une femme portant un *goître* qui gênait la respiration ; sortie non guérie.

2º Un homme chez lequel se forma un vaste *abcès* sous le muscle grand pectoral du côté droit ; affection qui fut prise les premiers jours pour un rhumatisme ; rendu à la clinique chirurgicale.

3º Une femme portant un *abcès* dans l'épaisseur de la paroi recto-vaginale, abcès que nous constatâmes par le toucher recto-vaginal, qui s'ouvrit spontanément et qui guérit promptement.

Enfin, dans nos salles s'introduisent trop souvent des individus qui simulent des maladies, pour se procurer un asile et du pain, fraude qui nuit parfois aux malades réels, par la défiance légitime dans laquelle elle entretient les médecins d'hôpitaux. A cette catégorie appartiennent quatre individus, un homme et trois femmes.

Ici se termine ce long et pourtant trop rapide exposé des faits observés à notre clinique pendant une année ; en récapitulant nous trouvons :

| | Total. | hom. | fem. | morts. |
|---|---|---|---|---|
| 1° maladies de l'appareil digestif. . . | 94 | 44 | 50 | 29 |
| 2° — appareil respiratoire. . . | 106 | 65 | 41 | 38 |
| 3° — appareil circulatoire. . . | 25 | 14 | 11 | 8 |
| 4° — appareils sécréteurs . . . | 24 | 14 | 10 | 8 |
| 5° — appareil cérébro-spinal. | 61 | 40 | 21 | 1 |
| 6° — appareils génitaux . . . . | 30 | — | 30 | — |
| 7° cachexies . . . . . . . . . . . . . . | 8 | 3 | 5 | 1 |
| 8° maladies *incertæ sedis*. . . . . . . . | 39 | 30 | 9 | 2 |
| 9° affections chirurgicales . . . . . . | 3 | 1 | 2 | — |
| 10° maladies simulées. . . . . . . . . . . | 4 | 1 | 3 | — |
| Totaux . . . . | 394 | 212 | 182 | 87 |

Cette déplorable mortalité de 1 sur moins de 5 (4 et 46/87) cessera de vous étonner si vous vous rappelez 1° que presque tous nos désastres portent sur des maladies chroniques et désespérées, parmi lesquelles dominent la phthisie qui à elle seule constitue le *tiers* de notre mortalité (28 sur 87) ; puis les cancers abdominaux, les anévrismes du cœur, les hydropisies incurables, etc. ; 2° que nous recevons les maladies les plus graves, élaguant les affections légères, de sorte que beaucoup de nos sujets nous arrivent agonisants ; 3° que la philanthropique institution des médecins cantonaux a pour effet de nous faire parvenir les malades alors qu'on désespère de les guérir, etc. Du reste, nous n'écrivons pas pour nous faire valoir, mais pour instruire ceux dont l'éducation médicale nous est confiée.

Avant de terminer, qu'on nous permette quelques réflexions sur les principes capitaux qui régissent notre enseignement : nous nous sommes posé la loi de professer la médecine positive, non que nous prétendions bannir ces hautes systématisations qui érigent l'art en science, mais parce que la mission sacrée du praticien lui interdit de livrer l'humanité aux chances de l'hypothèse. Tous les grands observateurs sont d'accord sur ce principe énoncé dans notre épigraphe et formulé dans ce précepte de FRÉD. HOFFMANN : « Il n'appartient pas à un bon médecin de s'ap- « pliquer à rechercher les choses obscures. Il doit s'atta- « cher principalement à reconnaître ce qui tombe sous les « sens, ce qui est d'usage et dont on peut donner des rai- « sons certaines et évidentes » (MÉD. RAISON., t. III, p. 324, trad. de BRUHIER).

Intéressé que nous sommes à guérir nos pauvres malades, nous poursuivons avec ardeur le progrès thérapeutique, n'éludant aucune occasion d'expérimenter les remèdes nouveaux, dans les limites de la prudence; mais il est quelques hérésies que nous combattons à outrance, parce qu'elles sont fatales au progrès : c'est d'abord cet empirisme crédule, paresseux et brutal que des esprits étroits prétendraient substituer au rationalisme sanctionné par l'expérience; c'est aussi cette droguerie fallacieuse, ignorante et cupide, élégamment désignée sous le nom de *polypharmacie*, deux hydres dont la pratique est infectée et qui auraient pour fatal résultat de vouer éternellement la science à la stérilité.

Nous nous élevons contre ces formules stéréotypées dans des livres menteurs, car la nature si variée dans ses manifestations, réprouve expressément ces mesures inflexibles. Nous disons avec BORSIÉRI : « Nous bannissons ces formules « tant estimées ailleurs, et cela pour plusieurs motifs; mais « surtout de peur que les étudiants ne s'attachent plutôt à « se les fixer dans la mémoire qu'à pénétrer dans la con- « naissance des maladies et à scruter les indications spé- « ciales, sans lesquelles la médecine devient empirique, « à la grande honte de l'art et au grand détriment de l'hu- « manité » (BURSERIUS, INSTIT. MÉD. PRACT.).

On a pu remarquer dans ce travail notre affectation à choisir nos autorités parmi les grands observateurs des siècles passés ; nous avons élu de préférence, et SYDENHAM le coryphée de l'Angleterre, et STOLL, le coryphée de l'Allemagne et des humoristes modernes. C'est que nous avons eu pour but de démontrer que la science n'est pas née d'aujourd'hui et que certains dogmes, conspués comme de fraîche date, trouvent cependant de graves appuis parmi les législateurs de tous les temps. Ainsi nous répondons à cette perfide accusation de vice broussaisien dont on nous proclame entaché. Qu'on sache donc, une fois encore, que nous nous inclinons devant le génie, quels que soient son âge et son idiome ; et que depuis que nous nous sentons assez fort pour marcher sans lisières, nous avons pris pour devise cette belle profession de foi de l'illustre BAGLIVI : « *Ego liberam medicinam profiteor ; nec ab antiquis sum, nec à novis : utrosque, ubi veritatem colant, sequor* » (DE USU ET ABUSU VESIC.).

FIN.

# TABLE DES MATIÈRES.

www.ingramcontent.com/pod-product-compliance
Ingram Content Group UK Ltd.
Pitfield, Milton Keynes, MK11 3LW, UK
UKHW020338230726
13925UKWH00003B/856

9 782013 550413